# 杏林筆記

3

賴其萬——著

行醫路上的人文尋思

推薦序

# 生命無常 仁醫有愛

吳明賢

美國知名醫師教育家William Osler認為「醫學是一種心腦並用的藝術，需要一個清晰的腦袋和慈悲的心」，他進一步論述「好醫生需要三個H：謙虛為懷（humility）、人文關懷（humanity）和幽默為懷（humor）」。溫文儒雅、博學多聞的賴其萬教授，三個H兼備，是我心目中仁醫的典範，他的這本《杏林筆記3》，裡面真實故事的呈現，充分顯示他具有的良醫特質：耐心、體貼、關懷、幽默，最重要的是他摯愛醫者的工作，關心患者、愛護家庭，並且在出國多年後，返鄉為社會、為國家培養更多的良醫。

賴教授在一九九八年結束他在美國二十三年行醫教學生活，回到台灣後，他擔心醫療教育過度偏重科技，而忽略人文，也注意到醫病關係的惡化，因此在醫生的養成教育，特別是醫學人文和改善醫病關係方面投注很大的心力，也擔任台灣醫學教育評鑑委員及教育部醫教會主委，對台灣的醫學人文教育及醫病關係的改善，有很大的貢獻。他重視個案討論和床邊教學，透過實際的案例，提升醫學生對病人與家屬病痛的敏感度，並言教身教的將人文關懷融入於臨床教學中。由於本身是神經內科專家，照顧眾多癲癇患者，深刻了解體會社會上對某些疾病患者有貼標籤汙名化現象，因此他首創「疾病誤解與社會偏見」課程，邀請病人現身說法，讓教學相長成為醫病相長。為了跨越醫病之間的藩籬，讓醫師和病人都能透過「同理心」、「尊重」、「信任」，而彼此了解，改善醫病關係，他與醫界老、中、青三代七人以及三位音樂家、小說家、牧師共同創立網路專欄【醫病平台】，經由醫師、病人各自不同的角度及觀點敘述，釐清盲點和誤解，讓雙方可以將心比心，醫生端領會病人的苦痛進而發自內心的主動關懷病人，而病人及家屬端也可以了解醫療專業的痛點及醫生智慧與勇氣的承擔，從而肯定醫師專業能力，產生信任感。所有這些真實的故事，經由賴教授的記錄，均收集於【杏林筆記】。

這本《杏林筆記3》內的文章共分成三大部分，第一部分「醫學教育與醫病關係」，裡面有賴教授一貫的理念，病人將生命和健康託付給醫生，為病人提供更好的照顧是行醫的初心，良好的醫病關係需要同理心、關懷和慈愛，而重點仍是專業溝通。「良言一句三冬暖，惡語傷人六月寒」，說出的話可以激勵病人，他們會永遠謹記在心，相反地即使是無心的傷人之言，病人也會終生難忘。透過一個又一個案例親身的經驗，讓我們了解一位真正好醫師就是要能夠同時兼顧治癒（cure）與關懷（care），醫師的態度和知識技術一樣重要。這對目前台灣醫療偏重高科技檢查，只看病不看「病人」的專科醫師導向，有如暮鼓晨鐘般的發人深省。第二部分「醫者看人生與自省」，收集了賴教授對生老病死、宗教等人生看法，不只有回顧也有前瞻，既有知性也有感性，對逐漸高齡化的台灣社會也提出他充滿哲學和智慧的看法，由此可見賴教授豐富的心靈和優雅的教養。最後一部分「醫者追憶往事與故人」，有他任職黃達夫醫學教育促進基金會所邀請來台講學的醫界奇人和醫學教育巨星；也有他在明尼蘇達和堪薩斯大學醫院時代的神經學大師和恩師；回台以後一起為醫學人文教育努力打拚的伙伴同志，及老朋友與老病人的情懷，和太太的鶼鰈情深。世事無常，人間有愛，賴教授娓娓道來，感人肺腑！

醫學是社會科學，科學的進步日新月異，也導致其不完善及不確定性，但不變的是，醫師是一門需要博學的人道職業，醫學也是科學精神與人文關懷的最佳結合領域。進一步而言，醫學科學是探尋生命疾病的真，醫療保健活動是追求根除人類疾病的善，和塑造健康體魄的美。因此行醫可以創造奇蹟，能當醫生是一種福分而非特權，但醫師必須找到這份工作的意義，才能愛惜這份福分，才不會產生耗竭（burnout）。誠如賴教授所言，「成就感」比「成就」重要，要虛心不要心虛。我認為賴教授因為行醫增廣人生經驗，加深生命感受，如果沒有行醫，他不可能寫出這些感動的故事，他不是被醫學耽誤的作家，而是豐富的行醫經驗成為他寫作的靈感，加上他本人對工作、家庭、社會的摯愛，才能寫出如此精彩的「杏林筆記」。「上醫治心、中醫治人、下醫治病」，賴醫師是不折不扣的人醫、良醫與仁醫！

＊本文作者為台大醫院院長

推薦序

# 這是寫給醫生或是醫學生讀的好書

盧俊義

每當受邀去教學醫院演講，我的開場白都會這樣說：「有三種人的工作是對上蒼負責，一是宗教師、二是醫師、三是老師。宗教師是對人的心靈；醫師是對人的身體；老師是教育工作者，是知識啟蒙者。」我說這三者都是對上蒼負責，意思是指上蒼對這三種工作者會進行鑒察的工作，因為這三種工作者牽涉到的都是直接跟人生命存在有密切的關係，絕對不能隨便。

認識賴其萬教授，那是在二〇〇五年我開始到和信醫院工作之後，也因為他和如同我兄長的林信男教授是好友，而使我們有更多互動的機會。我在和信醫院每禮拜一下午工作之前，常會去他辦公室聊東談西的，也知道他對台灣醫界一再發生醫療糾紛而有很深的感慨，因此，創辦這個【醫病平台】的言論空間，希望透過這個平台可以拉近醫生和病患之間認知的差距，進而減少無謂的糾葛，從這裡可看出賴教授真的是用心良苦。其實我因為在和信醫院服務（我的職稱是「宗教師」），也經常聽到病人抱怨的聲音，也曾參與處理發生醫病糾紛的事。因此，對賴教授的用心和努力可以深切了解。

賴教授是個很勤於筆耕的醫療工作者，在報章雜誌經常會看見他對所見所聞表示意見，而且都會令人看見他的文章後，生出期盼他能繼續寫下去的心境。就像他現在這本《杏林筆記3》一樣，就可知道他每月一篇文稿在慈濟的《經典》雜誌上發表，從「醫學教育和醫病關係」開始，進而談到「醫者看人生與自省」，然後「醫者追憶往事與故人」等三部分，共計有七十三篇，可以看出賴教授從黃崑巖教授所獲得的名言：「天時不如地利；地利不如人和。」在賴教授身上就可看到他確實得天獨厚集「天時、地利、人和」

於一身的一位醫療服務和醫學教育者。

當賴教授談到影響美國醫學教育至鉅的佛萊克斯納教授（Abraham Flexner）寫文章提到，若是教育只談「實用」，而沒有引發學生「好奇心」，就很容易使人只會朝向功利的「短視」，結果是培育不出有「好奇心」的學生時，社會進步就會遲緩下來。這點從大學聯考學生選讀科系的變動，就可看出我們整體教育確實有這種嚴重的缺失，多數人是陷入這種「實用」的盲點。常聽到的一句話：讀這種科系有什麼用？所說的「有什麼用」，幾乎都是和賺錢緊密連結在一起，其實，比賺錢更重要的，就是生命的意義在哪裡。

而在談到醫病之間的關係，賴教授特別引用了宋瑞樓教授所說的：「我們要替台灣的社會培養聰明的病人。」這句話對學習從醫的學生，特別是已經投入醫療工作的醫生來說，確實是很重要的工作。在我膚淺的認知中，這句話已經在說明醫療工作者，不是只有在看病而已，還包括教育病人對自己身體的實況有正確認知。這就像我們傳道者，要培育信徒當個有智慧的信徒，這樣才不會動輒被一些奇奇怪怪的宗教現象所誤導，甚至是欺騙，經常會聽到「神棍」這個名詞，就是有人在信仰的認知上不足而被騙了。

但最令我很有感觸的，是賴教授在〈「薦賢莫薦醫」又一章〉一文中，自我檢討說發現一個可怕的事實，是他自己過去「竟然以為在大醫院的訓練才能保證具有高超醫術，而且深信只有留在大醫院執醫的，才是最好的醫師」。我頗為驚訝賴教授發現這種事是這麼地晚。因為早在一九八〇年就有一位來自香港就讀台大醫學院的僑生「廖慶源醫師」，當年畢業後志願前往從來沒有任何醫生駐診的蘭嶼衛生所服務，去看顧島上五千多名的達悟族人，更令人感動的，他是在台大醫學院五年級時，就已經決定要前去任何欠缺醫生的地方服務，且為了要去蘭嶼，他不是選擇在台大實習受訓，而是選擇到羅東聖母醫院跟「范鳳龍醫師」（也被稱為「Oki醫師」）學習，當個全科醫師。他說蘭嶼衛生所根本就沒有什麼所謂最新的醫療器材設備，他選擇羅東聖母醫院去實習，他說這樣會比較接近完全沒有什麼醫療設備的蘭嶼衛生所相符。當廖醫師到蘭嶼衛生所報到時，衛生所工人看見他的第一句話，是「你都沒有其他地方可去，才來蘭嶼這種地方吧」，語氣中的不屑，他都隱忍了下來。但他後來卻是幫助蘭嶼達悟人最重要的一位醫療工作者，甚至因此感動了林懷民和蔣勳兩位大師的心，林先生還特地在一九八一年為了參與廖醫師能幫助蘭嶼達悟人得到更妥善的醫療照顧，在當時的國父紀念館發表兩天的慈善舞作，共募集二百萬從日本進口X光機送給蘭嶼衛生所，只因廖醫師的愛。

今天台灣並不缺醫師，而是醫療資源相當不均勻。而這點也是我非常欽佩黃達夫醫師願意支援台東基督教醫院開拓癌症醫療的原因。但醫學教育怎樣教導學生學習去疼愛弱勢的族群，若能在醫學教育課程中加添「無國界醫師聯盟」的內容，應該會有所幫助。

就像在前面已提起過的，若是醫學院的學生在畢業之前，能先閱讀此書，對於他此後在投入第一線臨床醫療服務時，必定很有幫助，會知道怎樣對待病人，怎樣讓自己成為病人可信任的醫師。若是已經在第一線服務的醫師都能閱讀這本書，一定會發現賴教授所經歷到的，也有很多是共同的經驗，也會發現有哪些地方是自己的不足而有可以補缺的事。

賴教授在這本書出版之前，可以先讓我閱讀，且允許我寫出心得，真是我的榮幸。

＊本文作者為台灣基督長老教會牧師

推薦序

# 在不完美的世界中，創造愛

楊玉欣

恭喜第三本《杏林筆記》出版了！閱讀賴其萬醫師五十年的行醫「心法」——含括醫學的專業素養、溫暖的人文關懷、同理與照護經驗，還有對於「醫病關係」的洞察自省與給後輩醫師的建議，讓同時作為弱勢服務工作者與罕病病友的我，數度感動落淚。

閱讀本書，你會看見一位醫師如何在疾病以外，看見生命、體察人心的視野。例如書中〈以「每個病人都不一樣」的心看病〉一文，閱讀時你絕對會驚訝於這位日理萬機的醫學院教授，面對連自己家人都無法同理、許多醫師也覺得難以溝通的「疑病症」（懷疑自己生病但其實沒有）病人，選擇傾聽，並與病人站在同樣的高度，看見病人的苦楚與心聲，並設身處地大方分享自己身為醫師也曾過度擔心兒子的經驗，謙卑地與病人一同解決他的困境。在文章的最後，賴醫師提到這位病人真的被他安了心，不再常常逛醫院了，正因賴醫師願意謙虛地同理病人，於是創造了醫病雙方雙贏的局面。

作為一位病友，我深深地被賴醫師如同熱心且有正義感的鄰居一般親切的行文語氣安慰，舒適自在的談話型文風，不見傳統權威的肅穆感，取而代之的是滿滿關懷與謙和。讓我尤其欽佩的是：在賴醫師行醫超過五十年後的今天，他依舊秉持（或者說越來越強烈）醫療熱忱與對社會的愛，成為一位不斷反思的神經內科知名醫師、不斷為和諧的醫病關係努力的醫療教育者，與一名持續為醫病溝通努力的筆耕者。

從他二十多年前回到台灣，接任花蓮慈濟醫學院與醫院副院長後，便大力將人文關懷、醫病關係注入台灣的醫學教育，撰寫《話語、雙手與藥：

醫者的人性關懷》，與黃崑巖校長、黃達夫院長攜手，推動台灣醫學教育改革，努力翻轉台灣醫病不溝通（或無法溝通）的醫療困境，影響許許多多的醫學生（其中不少人已經是獨當一面的大醫師了）；而他的專欄文章更是觸及、影響廣大的非醫療領域的大眾，使醫病和諧觀念廣傳，如：賴醫師在《民報》後來轉到《聯合報》【醫病平台】、《經典》【杏林筆記】兩個持續撰寫中的專欄，以及由專欄文章收錄而來的《杏林筆記》，至今已出版到第三本了。以上工作，是賴醫師橫跨臨床醫界、醫學人文、醫學教學與大眾宣導等領域的努力與成就。我彷彿看見一位為生民立命、內聖外王的真理追求者與實踐者的典範。從反求諸己的深刻思索與自我修煉做起，將同理心與對「人」的共感能力內化，多年累積為他堅固不可動搖的中心思想。而當核心思想飽滿而成熟，進而迸發為面向大眾的溫和提醒、對醫界後生晚輩的諄諄教誨，對台灣社會產生巨大而深刻的影響力。而此內外兼修的努力，不屈不撓的精神，正是最純粹的追求真理的姿態。

除此之外，我非常感謝賴醫師在病人自主權領域的貢獻，以及在推動《病主法》時的幫助。

我從十九歲那年「三好氏遠端肌肉無力症」發病後，不但親身經歷，更無數次目睹疾病如何摧毀家庭和個人。而在生病的過程中，醫療團隊是「解決」（或者減輕）疾病帶來的困擾的重要夥伴，但事實上「醫病關係」長期以來都是難解的課題。因此，我在立委任內推動亞洲第一部《病人自主權利法》立法，這部法開宗明義的第一條即是「尊重病人醫療自主、保障其善終權益，促進醫病關係和諧」，期盼自此讓病人的自主意願獲得剛性的制度保障，以剛性的法律，畫下基線，引導臨床與文化的改變。

賴醫師在醫病關係超前部署的努力絕對是《病主法》推動的前哨戰。他的工作深化醫學教育中的人文關懷，使醫師聽見病人的聲音，以溝通創造互信的良好關係，無疑的是落實病人自主權的重要一環。

而當剛性的立基點已獲法律保障，醫病關係是否融洽，「溝通」至關重要。醫師具備醫療專業，是病人在病痛的旅途上最需要相信與依賴的夥伴，所以常常醫師的一句話可以讓病人開心雀躍、也能讓病人墮入深淵；而病人作為醫師醫治的對象，我們給予醫師的反饋與表達也具有相應的效果。而此番話語與關係的拿捏，則是與雙方的人文關懷素養息息相關，正如賴醫師在本書中以身為病人與醫師的雙重身份談到：「我發現『信任』、『尊重』、『關懷』、『感恩』、『接受』是理想的醫病關係不可或缺的要素」，其中蘊含的誠摯而真實的情感令人不知不覺被感動，再因感動而引發更深一層的生命思考。

這個世界並不完美，然而，許多醫師都背負著「完美」的自我期許——他們深知自己的工作不只是專業學識與技術，更是關乎一位位病人的健康、一個個家庭的幸福。醫師們挑戰這種超越人類極限的目標，面對困境是可想而知的。我真的非常感恩台灣許許多多醫護人員都彷彿有著「雖千萬人，吾往矣」的氣魄，不畏艱難地在醫療的難題中一點一點尋求突破。因此，邀請您一起閱讀這本書，透過賴醫師的文字，看見醫生們願意冒著受傷、失敗的風險，在困難中依舊努力去愛、去盼望。並在這些努力與困難中，淬煉出智慧，而能興致勃勃的堅守志業，在長長的執業生涯裡，持續在「問題」裡看見改變的契機。

＊本文作者為現任立法院榮譽顧問、社團法人台灣生命教育學會病人自主研究中心執行長、財團法人國家衛生研究院諮詢委員、社團法人台灣弱勢病患權益促進會常務理事

推薦序

# 讓愛傳出去

鄭梅合

二〇〇七年的歲末祝福，我有幸擔任《經典》雜誌的志工，與會眾分享《經典》內容的真善與美，從此我和經典結上不解之緣。每個月跟著作者們神遊宇宙大地、風情人文、啟發智慧與慈悲。上人的法語和賴教授的專欄分享，更是我每次翻閱必定先睹為快的心靈享受。賴教授成為我極為仰慕的作家。

說來奇妙，也非常的不可思議，一位大醫王作家的生命故事，竟能引起我這麼大的共鳴。或許是因為有相同的教育理念與熱忱及生活背景吧！我終身從事教育工作，一向重視學生的基礎教育及品德培養，與賴教授在帶領醫學生的養成教育和住院醫師的臨床服務，重視醫療人文應有異曲同工之妙。

其他諸如重視親情、人際關懷、經營和樂家庭、心存感恩、面對老境的心理調適……等等也都是我生命中最關注的課題。

醫病關係跟我也是息息相關，我是一位常常要接觸醫生的病人，也是醫生的母親與岳母。醫病關係不但聽得多也體驗不少。或許是因為這樣的因素，令我對賴教授的生命故事感到特別有興趣。令我讚歎的是文辭淡雅平實、質樸自然，閱讀起來輕鬆自在樂趣無窮。

二十三年前為了分攤兄弟姐妹照顧父親的辛勞，賴教授毅然放棄美國令人嚮往的生活環境和醫學成就，返回台灣定居。這種對親情的重視與珍惜，在美已成就卓越者幾人能做到？更令我感佩的是夫人的支持與陪伴，何況她的父母及家人都在美國呢！夫妻兩人攜手照顧陪伴父親，得以安享晚年直到一百零一歲辭世。賴教授在文中回憶這段往事時，怡然自得，沒有遺憾，是大孝大悲與大智的抉擇和作為，是現今為人子女的典範。

賴教授返台後，接受慈濟大學李明亮校長的邀約及負託，積極推動醫學人文教育以期培養術德兼備的良醫，改善時下醫療環境及醫病關係的緊張現象。他的教育理念，也藉著參與醫學院評鑑及教育部的醫教會，實現自己的理想。其艱辛挫折及坎坷難行自不在話下。但他仍一本初衷，為奠定良好的醫學人文教育努力。然而，提升民眾正確的就醫態度及素養，尊重醫師的專業，雙軌並行才能營造理想的醫療環境，達到醫病之間，共善共美的境界。

人到了耄耋之年，視茫茫髮蒼蒼齒牙動搖是很正常的現象，都可以靠著醫療來解決，但小病不斷或孤獨寂寞無聊，更會給人帶來鬱鬱寡歡。如何安住身心更是人生重要的生命課題。賴教授在陪伴父親的十年間，透過用心觀察思維，從父親身上學到開朗幽默、感恩惜福，面對不可逆的失聰和生活的不便時，還能微笑面對。當病人面對老年種種困境時，體悟出的人生智慧，也都讓他理出祕訣，為自己打預防針，並分享親朋好友及有緣的讀者，字裡行間充滿對人溫馨的關懷與祝福。他期許每一位長者都能優雅而有尊嚴地享受生活的樂趣，不斷的學習新事物，維持活到老、學到老、做到老的精神，就不會被老境打敗，得以克服自然的老化現象。

賴教授的人際關懷從夫妻之間，或與朋友相聚或獨處時，常會有溫馨而有智慧的對話與分享，令人印象深刻。跟孩子們相聚的時間雖然不多，但總能把握機會傾聽孩子的想法與做法，給予適切的支持鼓勵和開導。與親朋好友則是藉著聖誕節的賀卡，分享一年來家庭中成員的生活近況與所感。對病人則能以同理心和耐心，傾聽病人不同的提問與需求，給予適切的開導與安慰，很受到病人的肯定與信任，尊重與感恩。他更以病人及病人家屬為師，感恩病人用他們親身的經驗教會他專業智能的提升。瞭解不能以單一的認知面對不同的個案。他對人與事時時感恩，成為快樂行醫的泉源，行醫道上走了五十多年仍不改其志。

有一首台語歌「謝天謝地」，歌詞很短但是意涵很深遠，感恩天地父母人間及萬物，心存感恩心是人不可或缺的涵養。賴教授在大學聯考填志願時，對老師發願要做一個讓愁眉苦臉的病人，帶著笑臉走出診間的好醫師。

老師拍著他的肩膀給予鼓勵和讚賞，他永銘於心。多年後還親自拜訪表達謝意或寫信誠摯致謝，甚至幾十年後，於教師節前夕在報上發文對老師表達誠摯的謝意。到美國時他也會去拜訪教導他的老教授，謙卑而虛心的接受老師人生哲理的分享。

今年初我藉著看病的理由與他有一面之緣及互動，聽到他柔軟溫馨的話語，就放下敬畏與不善於言辭的藩籬，跟他一見如故談笑風生。這唯一一次的謀面令我有莫名的感動，回來就寫一封信表達我的感佩之情。他竟然百忙中又給我溫馨的回應，我知道賴教授工作繁忙，就不敢再打擾他了。還好有每個月的《經典》雜誌專欄報導，補足了我的缺憾。

十幾年來我有幸每個月從《經典》雜誌【杏林筆記】專欄，閱讀他獨特而精彩的生命故事中感受良多。篇篇都是經驗的累積、智慧的結晶，每每令我感動滿滿，收穫滿滿。在我心目中那是不平凡的「偉人傳記」。我因不忍獨享，故勇於提筆，以一位忠實讀者的身分，憑著深刻的記憶與感動，略述點滴以表達對賴教授最誠摯的敬意與感恩，並與更多的有緣人分享，讓愛廣為流傳。

＊本文作者為《經典》雜誌忠實讀者

# 念舊 感恩

賴其萬

自從二〇〇二年四月我開始在《經典》雜誌【杏林筆記】專欄抒發每個月的心靈感受，一直到今天才發覺我這不會寫「日記」的懶蟲，已經寫了二十年的「月記」。非常感激經典雜誌能夠為我繼續集結成書，有了《杏林筆記1》（二〇〇二至二〇一〇）、《杏林筆記2》（二〇一〇至二〇一六）、以及這本《杏林筆記3》（二〇一六至二〇二二）的問世。

這專欄使我不知不覺養成一個習慣，口袋裡隨時都有一張小抄，記下「瞬間的念頭或感動」，而每月在「交卷」的一週前，我常會找出時間，翻閱這只有自己看得懂的「速記」。回想當時的情景，引起許多追憶反思，最後總會找到當月最值得深思的感觸，寫出一篇「杏林筆記」。同時我也會提醒自己行醫一定不能忘的「尊重別人的隱私權」，偶而寫完之後發覺內容不宜公開，就成了不公於世的「私人筆記」，或後來經過「整容」出現於自己的演講或上課。

總之，透過撰寫這專欄，我學會了如何保留一些稍縱即逝的念頭與激動，這也才使我意識到我的行醫生涯豐富了我的心靈生活，這是我年輕時懵懵懂懂步入習醫之路所未曾預期的，也使我更珍惜這專欄帶給我的「福氣」（privilege）。

當我檢視《杏林筆記3》，我才注意到隨著時間的流逝，我不知不覺也步入了耄耋之年。透過這本書的編排，在這「行醫路上的人生尋思」，除了我所關心的「醫學教育與醫病關係」之外，我有更多的「回顧人生與自省」以及老人的「追憶往事與故人」。更沒有想到的是，這才注意到自己能夠活到這年紀，還能做自己喜歡做的事，幫忙病人、家屬、年輕的醫師、醫學生，更重要的是我有這麼多的好朋友、同事幫忙我，不覺轉頭凝視書房所擺設的雙親遺照，看著他們的笑容，突然想到母親八十三歲、父親一〇一歲的高齡，不覺內心充滿感激他們給我的「遺傳基因」，同時也使我想起我與內人在一九九八年結束滯留美國二十三年的離鄉背井，回來陪伴父親度過他人生的最後十年，有機會學到了快樂老人的祕訣——「念舊」與「感恩」。

最後，我想在此向幾位幫這本書撰寫推薦序的好友致謝：

吳明賢教授是我非常敬佩的關心醫學教育的夥伴，他是現任台大醫院院長，在每天行政、行醫、研究、教學的百忙之餘，居然還抽時間為本書撰序推薦。

盧俊義牧師是惠我良多的宗教界正義之聲，他對病人心靈照顧的無微不至，以及在醫院臨床倫理委員會幫忙我們看到醫療團隊的盲點。

楊玉欣前立法委員是「病人自主權利法」的推手，她以本身罹病的經驗，率領「台灣生命教育學會病人自主研究中心」開導啟發台灣社會，並為我們希望促進醫病雙方彼此了解所成立的網路專欄【醫病平台】多次撰稿。

我也要特別感謝一位經典雜誌的忠實讀者鄭梅合女士，為這本書寫出她對【杏林筆記】專欄長年的關愛與鼓勵。

當二〇一〇年十月第一次將【杏林筆記】集結出書時，萬萬沒有想到會有《杏林筆記2》出版，而今又能出版《杏林筆記3》，一方面心中充滿興奮，一方面又有說不出的感激。我要在此謝謝經典雜誌總編輯王志宏先生、文稿召集人潘美玲女士、叢書編輯何祺婷女士，以及我的祕書楊書安小姐。

最後我要感激我的終生伴侶張燕惠醫師五十年來無怨無悔的支持與鼓勵。

# 目錄

## 推薦序



## 作者序

## 醫學教育與醫病關係

## 醫者看人生與自省

## 醫者追憶往事與故人

# 醫學教育與醫病關係

# 國人對外籍看護應有的尊重

回國這十幾年來，我常在門診或病房，看到許多默默照顧病人的外籍看護，滿懷委屈，沒有得到他們應得的尊重。最近【醫病平台】發起人之一的歌劇泰斗曾道雄教授，發表了一篇〈赤道那邊來的天使〉，很感性地道出他對照顧生病夫人的印尼看護的感恩。

他在該文的開頭，描述他最近在國家戲劇院演出了一部改編自春秋左傳的歌劇《鄭莊公涉泉會母》，而在首演的酒會上，特別請全心照顧他夫人的印尼小姐溫達站出來，接受貴賓們的掌聲。最後他誠懇地呼籲，我們對這些離鄉背井的外籍看護應該多點體恤、尊重與關懷，對於他們所付出的貢獻，也應該給予更多的感恩與報償。

這篇文章感動了【醫病平台】的另一位發起人張燕娣醫師——一位長

年參與「台灣國際醫療行動協會」，以及幫忙推動台灣醫學人文教育，成立「醫學人文教育核心團隊MEH（Medical Educators for Humanities）的行動家。

她與我們分享了一位曾經是空姐，目前是作家的感人文章，〈從來沒有「雇主」來到「她的家鄉」作客──帶來的不是同情，而是同理心〉。

作者描述自己與過去照顧她阿嬤的印尼籍看護，建立深厚感情，在她工作期滿回去印尼以後，她們還繼續保持聯絡。最近她與母親到印尼探訪這位曾經照顧阿嬤的「朋友」，看到了她們村莊的人對她所表現的熱情與感激。這篇真情流露的文章，讓我看到一個文明社會應該要有的人際之間的尊重與同理心。

這也使我想起自己曾經照顧過的一位頑固型癲癇並患有精神病的病人。她母親是一位作育英才、在藝術教育界饒有名氣的畫家，而病人本身也對繪畫相當有天分。

她們自從有了一位年紀與病人相近，並且誠心誠意照顧她的外籍看護以後，我親眼目睹這位病人的心情漸趨穩定，病情也呈現明顯的進步。這位外籍看護長得眉清目秀，而且十分好學，第一天在門診見到她時，一句中文、台語、英文都不會，而無法溝通，但一年以後已經能講華語，而且非常詳盡記錄一些有關醫療上的觀察，讓我與病人母親都非常驚奇。

最近她也將期滿離開台灣，這位畫家母親對這位即將離去的外籍看護的不捨以及關懷使我非常感動。這位母親的話深深地打動了我的心，「她對我女兒細心照顧，使我真的很不願意看到她離開。但想到，她這般年紀就遠離家鄉、父母，來台灣做這麼吃重的工作，我就替她高興，因為她即將回去與家人團圓，與心愛的人結婚，成立家庭。我看她這麼聰明，但沒有辦法再上學進修，也實在替她惋惜。」這種發自真情的感激、關愛，使我看到台灣畢竟還是一個真正文明的社會。

這也使我想起最近友人寄來的一篇以〈無聲的尊重〉為題的好文章。作者報導他在德國留學時，親眼目睹一個令人不得不折服的文明社會的表現。

有一天當他在等候公車時，來了一位靠著導盲犬走到公車站候車的盲人，由於他的視力問題，他無法看到隊伍已經排到什麼地方，所以他就在站牌附近停下來，而本來排在隊伍最前面的乘客發現以後，就主動地移動到他的後面，而整個隊伍就重新依序排過。

車子到站以後，司機也非常體恤地想下車幫忙這位盲人，但他卻非常有禮貌地婉謝，而靠著自己的導盲犬上車。

文中細膩的描述，使我深感文明社會理當如此，而聯想到台灣今天還有多少曾教授筆下的「赤道那邊來的天使」，並未得到她們應得的尊重，而替台灣的社會感到羞慚。

想到這裡，我不覺感慨為什麼這幾位音樂家、作家、畫家會特別為他們家人的外籍看護所感動，而發揮同理心？

我期待台灣的社會能透過這些具有敏感度的藝術家的潛移默化，給予這些照顧家人不遺餘力的外籍看護應得的尊重，同時，法律也要嚴懲一些欺侮外籍看護的不法之徒。

唯有如此，我們才能對「台灣最美的風景是人」的美譽當之無愧。

於二〇一六年十月發表

# 人生的資源回收

一個週末到花蓮參加「慈濟醫學教育日學術研討會」，有機會與十幾年前在慈濟醫學院服務時的幾位同事敘舊。談話中有人談及當時的慈濟醫院院長曾文賓教授，我也與大家分享我搬回台北以後，有一次在計程車上聽到的故事。

這位年紀看來也不小的司機先生，在車子開過台大醫院時主動告訴我，他一直很遺憾，沒有機會與曾文賓醫師面謝當年救他一命的恩情。當時我告訴他，曾教授還健在，只是他大部分時間都在花蓮慈濟醫院服務。這位司機先生很吃驚地回頭說：「真的嗎？他還活著的話，現在應該不只九十歲吧？」感激之情溢於言表。我們的話題不覺地轉到，「其實年紀老，並不見得就不能對社會有貢獻」。

接著當天大會第一位演講的外賓是加拿大多倫多大學負責訓練「標準病人」的老師，她在演說裡提到，當年他們在加拿大成立這種訓練課程時，在Baycrest醫院招募了一些老年志工，成立了一個「老人醫學教育擬真活動」（Simulation Activities for Gerontological Education），簡寫是SAGE，很有意思的是，這個字英文剛好是「聖人」的意思。

她用幾套很生動的短片，與我們分享這些老年志工模仿幾種常見的老人疾病，演得唯妙唯肖，令人佩服。

這位老師認為這些老人如果能夠好好訓練，以他們想要幫忙醫生、醫學生們了解生病老人的強烈動機，他們一定能夠幫忙醫學教育訓練出更多有能力照顧老年病人的好醫生。這一天的許多話題，使我想起這幾年來一直縈繞我心的，「如何鼓勵老年人口多多參與貢獻社會的活動」。

幾天後我匆匆趕到美國參加在西雅圖的全美醫學院協會的年會。在機上我突然想起幾年前在西雅圖參加北美洲台灣人醫師協會時，曾經認識了一位來自台灣，在西雅圖行醫多年的老人醫學陳醫師。他後來寄給我一些他對照顧老人的心得，給我留下很深的印象。

想不到，在機場見到闊別多年的高中好友來接機時，他一聽我提到很想與這位陳醫師敘舊時，竟然告訴我，這位醫師曾經照顧過他，並立即給了我陳醫師的電子郵件住址。就這樣子，我們再度連上了線。

在開完會離開西雅圖的那天下午，我們終於見了面，他與我分享許多他如何鼓勵台灣同鄉退休後出錢出力，成立亞裔老人社團，定期聚會，從事各種能力的訓練（包括電腦、音樂、跳舞、藝術、旅遊等），而老師與學生都是退休的台灣同鄉。

在西雅圖這充滿高科技企業的都市，退休的台灣老人，包含各種專業才華，堪稱臥虎藏龍，人才濟濟。陳醫師也以自己的專長，推動各種老人的健康講座。

我參觀了他們所租的定期聚會場所、設施，以及他除了診所看病以外，也照顧住院的日裔、華裔的老人養護所。

記得十幾年前，亦師亦友的黃崑巖教授還健在時，曾有一次與我談到，台灣有這麼多的老人都在身心健康的情形下完全退休，這些人事實上還可以替社會做很多的貢獻，實在非常可惜。

他很感慨地說，我們應該多多鼓勵老年人回饋社會的活動，而建議以「人生的資源回收」來形容這有意義的活動。

黃教授是台大醫學院高我十屆的老學長，我相信他講這句話時，正好步入我現在的年齡，而我隨著自己年紀的逐年增長，更能體會黃教授的用心。

我深信，台灣社會如果能有更多像陳醫師這般的有心人，營造更多讓健康的老人有機會貢獻所長的環境，在體力、心力可以勝任的條件下，老人就能定期參加志工活動，貢獻所長，同時由此找到人生的樂趣與自我的價值，而不讓自己的後半段人生留白。

最近在《民報》看到一篇紀念前宜蘭縣長陳定南先生逝世十週年的文

章，提到陳縣長的名言：「如果討人喜歡與受人尊敬不能兩全，我寧願受人尊敬。」我不禁想到，如果台灣老人都能撥出時間，響應「有一份光，就發一份光」的呼籲，台灣的老人可以活得更有意義、更加快樂、也更受人尊敬。

於二〇一六年十二月發表

# 病人麻醉醒來後的第一句話

前幾天讀了史丹佛大學醫學院麻醉科雪佛教授（Dr. Audrey Shafer）最近在Pulse網站發表的一首名為〈Falling fifth（下行五度和弦）：神經外科病人與麻醉科醫師〉的動人心弦的好詩。

詩中描述她與一位即將接受神經外科手術的病人及他太太見面，而後為他做了全身麻醉，接著病人經過冗長的腦部手術，送達恢復室時，開始眨眼發聲，重複發出沒人聽得懂的聲音。這時她突然想到，這病人好像是說「Hug Me」（給我個抱抱）。她問他，「你說的是『Hug Me』嗎？」想不到病人竟然綻放燦爛的笑容，又清楚地說了聲「Hug Me」。她一時激動，就彎下腰來，跨過床欄與眾多管線，給予病人即時的擁抱。

詩的最後，作者解釋說，病人說出「Hug Me」這兩個字，像是一高一低以「Falling fifth」表達了「你知道你已安然降落於溫暖沙灘的康復之道。」作者雪佛教授在史丹佛大學醫學院首創「醫學與繆思」的人文課程（繆思為希臘女神，主司文藝、音樂、美術），主導該校生物倫理與醫學人文課程，並創立「史丹佛帕格薩斯醫師作家社」（帕格薩斯Pegasus為繆思所騎之飛馬）。這社團每年的「詩與音樂之夜」都是與史丹佛頗負盛名的駐校「聖勞倫斯弦樂四重奏樂團」一起演出，而今年這樂團選擇演奏「舒曼第三弦樂四重奏」，因此她就寫了這首詩來回應。她在網站寫道：「這曲子的第一樂章出現幾次的Falling fifth，也因此我選用了Falling fifth作為這首詩的題目。」

對麻醉科醫師而言，看到病人由全身麻醉逐漸恢復意識是司空見慣，但對我這神經內科醫師卻不常見。想不到，讀了這首詩竟使我想起多年前，一位病人由深度麻醉到恢復意識那瞬間給我的震撼。終於等到週末，我在電腦檔案找到了我在二〇〇一年一月號《健康世界》的【醫林隨筆】專欄，以〈使我難忘的病人與家屬〉為題的文章。

這事發生於一九九六年我還在美國大學醫院工作時，我安排一位癲癇無法控制的病人，住院接受長期腦電圖監測記錄，以便捕捉癲癇發作的異常腦波，來判定其癲癇病灶是否能以外科手術切除。想不到住院三天，他都沒有癲癇發作，所以只好將其抗癲癇藥物減量以誘發癲癇發作。但很不幸地，等到我們記錄到足夠的大發作後，調回原來藥物劑量仍無法控制癲癇發作，最後竟演變到不可收拾的「癲癇重積狀態」。家屬對這清醒正常的年輕人住院後變成昏迷不醒，非常無法接受。最後我建議使用當時在美國還未廣用的一種全身麻醉劑來控制癲癇發作，病人母親非常反對，她說都是因為我建議開刀治療而又減藥，才會有今天這般下場。後來父親勸服了母親，才勉為其難地答應。很幸運地兩天後癲癇終於完全控制下來，我們開始慢慢降低麻醉藥劑量，而病人終於清醒過來。想不到這病人在昏迷了一星期多醒來的第一句話竟是：「我好懷念『甜甜圈』。」

隔天早上我在上班的路上經過一家專賣「甜甜圈」的餅店，突然心血來潮，進去買了各式各樣的「甜甜圈」，帶到病房給他，而他與家人當時感激的眼神，給我留下難忘的印象。

我還記得，病人出院那天他母親擁抱我，哭著說她希望我能原諒她住院期間對我的不禮貌，並且說她永遠不會忘記我那好吃的「甜甜圈」。這篇文章的最後，我寫道，「他的母親在出院後，寄給我一張卡片，上面寫『謝謝你在我們需要你的時候，你出現了』。這句話使我深深體會到醫病關係的微妙。」

想不到雪佛教授的這一首詩，竟使我找回塵封已久的記憶，進而找到自己當年發表在專欄的散文，甚至我又發現，這篇文章後來承蒙《慈濟英文季刊》將之譯為英文，發表於二〇〇一年的夏季刊。

更奇妙的是這位雪佛教授多年前曾應陽明大學醫學院的邀請，來台舉辦了一場醫學人文教育的工作坊，而後我們還有聯絡，兩年前我到灣區探望小兒時，她還來看我，並送我一本她出版的小說。不過我們也已有一段時間沒再聯絡了，相信她的詩與我的散文，可以使我們再連上線，而激發出更多的心靈對話。人生就是有這般充滿意想不到的奇妙機緣……

於二〇一七年三月發表

# 良醫的孕育又一章

最近參加了科技部醫學人文教學與研究工作坊，與十年前共組「醫學人文教育核心團隊」的老朋友久別重逢，又看到一些新面孔，心中充滿了激動。

第一位講者黃寬重教授，以「播種人文種苗——醫學教育中的人文教師與課程」為題，發表了他對醫學人文教育的看法，強調醫學教育的重要變革就是人文教育的融入，並指出專業與跨界的結合與糾結的必要，以及重視人文教育的師資與課程的發展，以強化人文素養與論述能力，他並特別強調：教師心態以及課程內涵決定了醫學人文教育的品質。接著許多代表各校的醫學人文老師，也分享他們在各個不同領域所從事的努力以及期望。

有幾位老師提到，他們常碰到學生會用目前非常熱門的ＣＰ值（價格與效能之比）的看法，來挑戰老師，「學這個課程對我們做醫師有什麼用？」而使他們感到挫折。

這使我想起幾年前在醫學人文教育的會議裡，也曾有類似的問題提出，而當時陽明醫學院的黃怡超教授即時地與我分享了一篇非常有說服力的論文〈沒有用的知識的有用〉（"Usefulness of Useless Knowledge"），使我茅塞頓開。

作者是影響美國醫學教育至鉅的佛萊克斯納（Abraham Flexner）教授，他曾經在一九一〇年發表了美國醫學教育調查報告，帶給美國醫學教育界脫胎換骨的震撼，後來他由約翰霍普金斯醫學院轉到普林斯頓大學主導高等研究所（Institute of Advance Studies），而發表了這篇好文章。

他舉了幾個科學上的重要發現都是來自科學家的「好奇心」而觸發了研究的興趣，但他們都沒有想過「這研究有什麼用」的問題。最後他發人深省地慨嘆，當年如果是為了「實用」的目的，可能就不會有那麼深入的研究，而這種功利主義的「短見」會扼殺了許多意想不到的豐盛成果。最後他特別強調，我們應該激發學生們的「好奇心」，讓他們自動自發地想要學習。

昨天有機會見到一位我從他還是醫學院二年級學生時就認識的熱愛醫學教育的年輕主治醫師，而有機會聽到他對醫學教育的看法。他最近應他們醫學院一位資深醫學人文教授的邀請，參與幾堂人文課程的教學。他告訴我，他認為教醫學人文的老師，不應該是單方向的授課，更應該去了解學生們在想什麼，而舉了兩個他的教學心得。

有一堂課他邀學生們，在這學期裡每個人都要選一個自己認為最好的TED演講的影片與同學們分享，他要求每個學生告訴同學們「為什麼選這個影片」、「從這個影片學到什麼」、「這個演講對他產生什麼樣的影響」，同時也要交出不超過兩百字的書面報告。

TED演講是非常具有啟發性的，各方才俊應邀將其專長，以有限的時間、一般大眾聽得懂的方式所做的演講，是目前公認非常有效的啟發民智的影片。這位年輕醫師告訴我，透過這種上課方式，每位學生得看過不少影片，才能挑出自己精選的「最愛」，而每位同學也都非常「好奇」，想從授課的同學那邊學習到自己所不懂的，而同學之間的發問，更有意想不到的收穫。

他的另一種教法是利用剛發生的時事，讓學生發表他們的看法。他說，當醫生看病時，很多時候我們都需要獨當一面做決定，但在醫學院的培育過程，我們卻很少讓學生有機會，去觀察學習別人怎麼想，來比較自己怎麼想，因此他想利用一些沒有絕對的「對」或「錯」的議題，讓大家彼此觀摩每個人如何推論的邏輯、辯證，而這種學生主動的參與會比單方向的教授知識與方法有效。

突然間我感覺到一種說不出的「長江後浪推前浪」的喜悅，我們不要因為學生的ＣＰ值觀念而感到懊喪，反而利用這機會讓我們由學生的立場，去了解怎麼樣能夠引起他們的好奇心，誘發學習的動機，這應該是讓學生成為良醫的不二法門。

寫完後才發覺我曾以「良醫的孕育」為題在二〇〇七年三月【杏林筆記】發表一位年輕主治醫師的自省給我的感動，想不到十年後在完全不同的時空背景，我再度感受到一樣震撼的「又一章」。

於二〇一七年七月發表

# 當我發現自己不喜歡這病人時

一個多月前，一位已經一年多沒再追蹤的病人突然現身。這是一位六十多歲的女病人，有三十多年的頑固型癲癇，而六年前發生中風之後，開始到門診來看我。一年多前她因為搬進一所與其他醫院有合約的養老院，而所有醫療也一併改由該醫院負責，當時我也應她的要求，寄出其病歷摘要，而結束了幾年來每三個月的定期回診。

想不到她坐下沒幾分鐘，就開始數說對目前居住環境的諸多不滿，甚至懷疑他們改了她的癲癇藥，以至於本來控制得很好的癲癇又開始發作。她那種自以為是的態度很快就使我想起過去照顧她時發生過的一些不愉快。

她對許多人、事、物都有其獨特偏頗的看法，我們也是經過一段時間之後，才慢慢建立互信的醫病關係。但她今天「無預警」的現身，我實在無法丟下其他病人，聽完她事先準備的所有抱怨。於是我約她一個月後回來看我，同時不能再擅自改藥，並且要好好地記錄任何癲癇發作。

第二次看她之前，我先看了過去六年來的病歷。記得她第一次來訪，是在她被發現左邊大腦顳葉出血的一個月後，當時神經學檢查呈現記憶、語言上的困難，再加上多年的青光眼、憂鬱症、失眠與骨鬆症，而更糟糕的是她這幾種病都分別在不同的醫院就診，所以臨床資料很難整理。

她有三個妹妹，每一個妹妹都已經有家庭有小孩，但她因為癲癇而沒有工作，一直獨身，因此在她生病後，三位妹妹主動各自「認養」這病人的不同疾病，而常常陪她來看我的這個妹妹，就是專門負責帶她看神經內科，另外兩位妹妹分別負責帶她到兩家不同醫院的精神科以及眼科與內科。最讓我感到無奈的是，當我想要調整她的癲癇藥物時，她總是服用一、兩星期，就自動停藥或改變劑量。我在忍無可忍之下，與她約法三章，如果她無法合作而繼續我行我素，那就另請高明，最後終於得到她的合作，開始加用新藥，由低劑量慢慢加高，最後癲癇控制好轉，而後再進一步慢慢減少原本用藥，最後成功地轉換成單一種癲癇藥，而癲癇大發作也不再發生。後來家人認為病人生性孤僻，如果能找到年齡相近的群族共同生活的環境，可能對她的心情較有幫忙，而終於找到這間所費不貲的養老院。

今天再看她時，心情似乎穩定許多，她說這個月來她天天都按時吃藥，而且她也與她的醫療特約醫院談過，確定醫院並沒有改藥，只是因為醫院換了不同藥廠的藥，所以藥丸的外觀看來不太一樣，但是化學成分與我們過去所開的藥一樣，而這個月來她也不再有癲癇發作。她說自從住進養老院後，因為自己不用再仰賴家人，而感到心安，並且透過養老院的同意，最近每天都可以自己步行到附近的一座宮廟參拜，而得到心靈的安寧。然而當妹妹發現養老院容許她獨自走出住所時，都深恐她癲癇再次發作，或因為記憶與語言表達的困難，而發生危險。這使她非常不滿，她希望我可以代她向妹妹們，解釋她所需要的「自由」對她是有無比的重要。最後她說，「難道要我整天像在動物園的動物關在籠子裡，每天流淚等死，這樣的人生又有什麼意義？」因而悲從中來、泣不成聲地訴說她無法原諒家人的「過度關心」。她說，妹妹的婆婆這幾個月來生病住院，妹妹真的是蠟燭兩頭燒，她實在於心不忍。她希望妹妹能信任她的能力，而能全心照顧她自己的家庭。

接著我試著評估她的記憶與語言方面的能力，想不到，她今天的心智評估展現出顯著的進步。誠如她所說的，養老院的活動，包括藝術、文學課、團隊外出參觀等，都使她慢慢學會許多事，而透過今天的檢查，我也同意，我們應該鼓勵她積極參與活動，加強自信心。

我常勸年輕醫師的一句話，「當你發現你不喜歡這個病人時，你更要小心地去診斷治療，因為，很可能這就是你最容易會犯錯的時候。」我很慶幸，今天我能及時發揮同理心，幫忙了一位我本來不喜歡的病人。

於二〇一七年六月發表

# 感謝病人的參與教學

今天在大學醫院的例行床邊教學，碰到一位讓我十分感動的病人。這位二十三歲的女士，罹患一種罕見的「肢端紅痛症」已超過十年。

我從事臨床醫學教育多年，經常利用在床邊對病人執行神經學檢查以及病史探問，幫助學生抽絲剝繭地分析病情，進行鑑別診斷，並教導醫師應有的專業素養。然而今天在兩位同學報告病歷以及文獻之後，我才發覺這位病人的神經學檢查都是正常，而這罕見疾病也與神經科並無直接關聯。她是因為雙腿灼痛的急性惡化而住進醫院，嘗試各種止痛藥劑的治療。這種個案顯然不是神經科床邊教學的理想病人，而使我頓感無用武之地，然而再仔細一想，醫學生絕大部分都是健康的年輕人，往往無法對這種長年為病痛所苦的病人感同身受。如果今天這位病人願意現身說法與學生分享她的感受，而能激發「憐憫」與「同理心」，應當可以喚醒今日醫學教育偏重科技而忽略的人文關懷。

於是我建議由我與這兩位照顧病人的學生，一起去邀請她來與醫學生們談談她的「病痛」。我到病房先自我介紹，並告訴她我的來意，沒想到這位病人二話不說就答應了。我並且注意到，她談話間不時調整她用以紓解腿部紅腫灼痛的電風扇方向，而且不只一次地問我：「這冷風會讓你不舒服嗎？」這種來自病人對醫師的同理心，是我這行醫幾近半世紀的老醫師所未曾經歷過的溫馨。

她告訴我，她因為久病纏身，選擇念護理專科學校，希望學得一技之長，將來才不必依賴家人。想不到畢業後，才發覺這病使她不能久站，無法勝任繁重的護理工作，而只能在家養病。

在一起到教室與學生會談前，她表示她必須先與照顧她的住院醫師說幾句話，因為這位醫師昨天給她試用了一種止痛藥，相信他會很希望早點知道結果如何。

她也坦然告訴我，很遺憾這止痛藥沒有效，但她願意再與醫生合作試試其他藥。

到了教室以後，她大方地自我介紹，接著侃侃而談自己的病情，並且知無不言、言無不盡地回答學生的發問。我也看得出她的護理專業背景使她對自己的病了解甚深，而最近灼熱加劇，並且皮膚還有些潰爛，使她擔心是否併發「蜂窩性組織炎」，所以到大學醫院以確定診斷。

她也不諱言自己因為這種怪病使她無法享受其他同齡朋友的正常生活。她也提到自己在學校時，有位老師一直不相信這種「皮膚病」會嚴重到使她無法參加體育課，而差點不讓她通過測驗。說到傷心處，她忍不住流下淚來，有一位醫學生即時從背包裡掏出衛生紙給她，讓我看了非常感動。

在送走病人後，我由同學們的感受，看得出這病人的參與教學，使他們對病人的「受苦」有更深的體會。有位女同學說，這位病人的年齡與她們非常相近，使她不覺自問，如果換成自己，將會如何反應，而深深佩服病人的堅忍。最讓我感動的是，報告這個案的同學對我說，他平常講話時都會微笑，但覺得自己剛才報告時，面帶微笑是非常不合宜的，希望我不要誤以為他沒有同情心。其他同學們也都紛紛提出看法，讓我看到他們透過聆聽病人的機會，更能體會他人的痛苦。今天的經驗使我深感，雖然不能教導學生神經學檢查或鑑別診斷，但這病人的參與教學，成功地激發了同理心。

最後同學們都同意，「我們不可能治癒所有的疾病，但我們永遠可以關心病人」。他們也將不會忘記在學生時代，曾有一位病人現身說法，給他們上了一堂非常有意義的行醫之道，「唯有跨過醫病之間的籓籬，將心比心地了解病人，醫生才能領會病人的苦痛與需要」。

離開醫院前，我到病房對她表達我們師生對她的謝意，並邀請她將她的感受寫出，以便登載於我們這兩年來為了改善醫病雙方的互相了解所開創的【醫病平台】，讓更多的醫療人員可以更了解「籬笆另一邊」的感受。

由她誠摯的眼神，我深信我終於找到願意幫忙醫學教育的病人，她一定不會讓我失望的……

於二〇一八年五月發表

# 病人家屬的感恩

前幾天應邀到亞東醫院演講，演講中注意到座中一位似曾相識、文質彬彬的醫師。想不到會後，他自我介紹說他是曾旭明醫師，頓時一股暖流浮上心頭。這是我回台二十年來常會想起，但卻始終未能與他重逢的大恩人。

一九七五年我與內人離開台灣時，我們託幾位學長、同學照顧我們父母的健康。想不到一九八三年好友廖運範醫師來電，告知家母幾天前肝臟超音波檢查發現一顆腫瘤。由於部位太深，開刀可能會有危險，所以建議「肝動脈栓塞療法」。這是當時治療肝癌的一種新療法，透過阻斷供給腫瘤的動脈而達到治療效果。當時台大醫院有一位年輕的放射科曾醫師剛從日本學成歸國，而台大醫院內科宋瑞樓教授以及外科魏達成教授都認為這是非常值得一試的治療。

經過幾位專家的會商，我與內人由美國趕回台灣，陪伴家母在台大醫院接受這種治療。當天外科魏教授全程在旁幫忙曾醫師，由於部位很深，腫瘤很小，加上當時的導管材質的限制，曾醫師經過幾次的嘗試，都無法把導管送入灌注這腫瘤的小動脈，我親眼見證魏教授如何鼓勵年輕的曾醫師再接再勵，最後在他們兩人的齊心努力下，終於成功地阻斷了輸送養分到腫瘤的動脈。曾醫師額頭冒汗的歡欣表情，以及魏教授拍肩祝賀他的感人場面，在我的腦海裡留下一個永恆的甜蜜回憶。而這位年輕醫師就是我眼前的亞東醫院放射部主任曾旭明醫師。

我當場激動地緊握他的手，謝謝他當年的努力使我母親多活了八年。我說，術後她老人家過了非常優質的生活，到美國看我們兩次，直到一九九一年才以八十二歲高齡過世。就我所知，曾醫師之後持續在台大醫院努力改善肝癌病人的治療。我非常高興終於有機會代表我們全家人當面向他道謝，並能向他報告家母術後的情形。

想不到曾醫師除了聽到病人家屬報告病人好轉而感到欣慰之外，他還與大家分享，我在返美之後，寄給台大醫院十條導管，是他最難忘的回憶。當時所使用的特殊導管非常昂貴，也沒有進口，端靠醫師出國時候自行攜回。因此，也不敢用後即丟，都是消毒後重複使用。曾醫師說，他為我母親手術當天，醫院也僅餘一條而已。因此後來所捐贈給台大的十條，支撐了兩年餘，其後才有正式進口。坦白說，我已記不得其中細節，不過依稀記得，回到美國以後，我與內人心中充滿感激，一直希望能贈送台大醫院一個有意義的禮物。

當天演講完後我趕回醫院工作，但等不及下班回家，就以電話告知內人，我見到了曾醫師，並有機會面謝他三十五年前為家母所做的治療。

晚上獨坐書房，不覺想起我在【杏林筆記】（《經典》二〇一〇年四月號）刊登的〈追思我心目中的醫界典範——蘭大弼醫生（David Landsborough IV,1914–2010）的最後一段話與珍貴的照片：

最後我不得不提到的是當他二〇〇四年回台接受台南神學院頒給他的榮譽博士學位時，我與他在走回彰化基督教醫院的路上，有個男人騎著腳踏車看到他，就把腳踏車一丟跑過來，問他說你是不是蘭醫生，蘭醫生已經離開台灣快三十年，居然還有人記得他，也使他十分驚訝。蘭醫生說：「是啊！」然後這個人就跑過來緊握他的手，含著眼淚說：「蘭醫生，我母親以前生病的時候，都是你們彰化基督教醫院的醫生照顧她老人家，而每一次都是你們幫她醫好的，那時我們家很窮，你都不跟我們收錢。我們家人到現在都還在感念您。」

蘭醫生聽到這個故事眼淚都流出來，我剛好在旁邊，所以趕快拿起手邊的照相機，照下了這兩個人熱淚盈眶緊握彼此雙手的神情，而這珍貴的鏡頭就成了我每逢談到「醫病關係」時，都會與聽眾分享的好故事。今天在緬懷蘭醫生乘鶴仙去的當兒，這「最美麗的醫病關係」的鏡頭又呈現在我心頭⋯⋯

今天與曾醫師的久別重逢，使我有機會重溫當年以家屬的身分如何感激醫師照顧家人的恩德，而在自己明年即將步入行醫五十年的關頭，對自己選擇醫師這職業深感慶幸。

於二〇一八年十一月發表

# 多學語言多了解不同文化

一九九六年我由美國到倫敦過了六個月的教授休假進修，除了對癲癇病人的心理問題做些研究，我也對語言與文化有更進一步的了解。

本以為在美國住了二十幾年，到了英國，語言應該不會是個問題，但想不到除了英國腔調與美國中西部的差異最初帶來一些困擾，真正的問題其實來自於英美兩國對有些同樣的英文字會有非常不同的解讀。

舉個例子，一位英國教授對我說明天是holiday，我一看日曆，看不出這是一個國定假日，而問他明天是什麼假日，他很訝異地回答說，這是我自己的holiday呀。後來才知道英國人對全國放假的節日稱為vacation，而這正好與美國的用法相反。事實上這種事還真不少，也才恍然大悟英國大哲學家羅素（Bertrand Russel,1872-1970）曾笑說：「英國人與美國人之所以會有那麼多誤會，就在於他們使用同一種語言。」

到歐洲時，在使用法語的地方，街上招牌常看到「pain」這個字，而心中非常訝異，法國人怎麼會對「痛」這麼有興趣，想不到一問才知道，pain是個法國字，其法文發音就像華語的「胖」，而我們台灣人、日本人一聽，都知道這是「麵包」，這也才了解了日本深受歐洲文化的影響。

日文有時夾雜「漢字」，使我們倍感親切，心想雖不諳日文，但可以由日文中的漢字猜出句子的意思，但有時卻也因此而鬧出笑話。有一次在東京公共汽車上，我看到車上有一句醒目的日文標語，嚴禁「癡漢」上車，而感到十分困惑。心想，日本這種高度文明的社會，怎麼會對智能不足的人如此歧視，百思不解，就向旁邊一對非常親切和藹的日本老夫婦請教，「癡漢」這個字是什麼意思，想不到他倆聽了大笑，而先生就作勢想摸他太太的胸部，這才了解日文「癡漢」竟然是「性騷擾者」。

更有趣的是有些諺語在不同的文化可以有非常不一樣的解讀，記得我四十幾年前初到美國時，我們神經學檢查要評估病人的抽象思考能力時，常會要求病人解釋一些諺語。

我們在台灣慣用的一句話是「滾石不生苔」，而當時在台灣大多數人都會說「如果一直換職業，就無法積蓄經驗。」但想不到我剛到美國時，發現英文也有同樣的諺語，但許多病人卻都解釋為「一定要持續地移動，不然呆滯原地就不會進步。」這也正是美國人經常換職業，而很少人一生都在同一個單位服務。當然，時代在變遷，也許今天台灣的年輕人與美國的差距可能不再是那般涇渭分明。

最後我不禁想起，好幾年前我到成大醫學院演講，勸同學們一定要精通至少一種外文，因為如果都只能讀別人翻譯的文章，我們一定會因為翻譯而無法品嘗原文的「美」。

我舉了一些例子，希望能說服同學們，至少要把英文學好，而不要因為譯者在信、雅、達方面的失誤，而使讀書的好處打了折扣。想不到講完後聽眾發問時，才發現第一位發問者竟然是一位我非常佩服的學長洪教授。他是來自美國韋恩州立大學醫學院的生理系教授，當時他剛到成大三創教學與研發中心講學。他說他看到海報，就跑過來聽我的演講，而他也即時以英文與大家分享一個很有意思的笑話。

他說，美國有一句俗語：「Out of sight, out of mind」意思是「一個東西擺到看不見的地方，就會忘了」。

他說，有個美國人到了日本，找人將這句話譯成日文，但又擔心譯錯了意思，所以又請了一位久居日本的美國朋友將這日文譯回英文，想不到竟然成了「瞎子變瘋子」。因為「out of sight」除了「看不見」以外，也可以譯成「喪失視覺」，而「out of mind」除了「忘了」以外，也可以譯成「瘋了」。

他一講完我倆頓時大笑，但突然發覺整個教室一片寂靜，想來同學們一下子都沒領會出這英文字的奧妙，直到我解釋以後，才整個教室哄堂大笑。

這笑話引起的反應也印證了我的呼籲。

我深信多學習外語，了解不同文化，可以增廣見聞，也才不虛度這一趟人生。

於二〇一八年十二月發表

# 床邊教學激發學生對病人與家屬的關懷

回到台灣這二十年來，因為工作重點改為醫學教育，不再以臨床工作為主軸，而門診所照顧的病人也大多病情穩定，鮮少有需要急診的重病病人，因此在休假或出國開會時，很少有「走不開」的不安。想不到即將與家人共度長假的前夕，卻突然想起幾天前教學回診時與醫學生造訪的一位病人。

這是一位五十幾歲的市場菜販，過去一向健康不錯，但八月被發現罹患肺癌，並已轉移到右側大腦，因而接受了肺部與腦部的放射治療以及化療。病人幾天前突然發現右腳無力，同時家屬也發現他講話有困難，而再度入住醫院。主治醫師在徵得病人與家屬的同意下，推薦我在這星期的教學回診帶學生們看這位病人。

住院醫師先報告病史與臨床徵候，我也簡單介紹了一下「失語症」的診察要點及其大腦病變部位與慣用右手或左手的差別。

我也提到能持不只一種語言的病人，我們一定要探問病人最先學會的是哪一種語言（母語）。同時也利用這個機會與學生進行臨床推理的演練，這是一位已有右腦癌轉移的病人，最近又發生失語症以及右下肢無力的症狀，初步判斷病人應該是左腦發生新的病變，但我們不能只因為病人有癌症，就以為這些症狀一定又是癌症轉移，這種年紀也有可能是中風，或許會有康復的機會。

到了病房，病人明顯地對語言的了解有困難，病人太太看到先生「答非所問」，又是尷尬，又是不忍，淚眼盈眶的表情看來令人心酸。她說，他倆一生打從清晨就在菜市場忙碌，終於到了這把年紀，可以不用再為生計奔波，正想好好享受人生時，卻讓他得到這種病，實在心痛。

雖然病人太太最初都以華語與我們交談，但當她激動時都改用台語，我也就改用台語與她交談，而她更能表達內心的感受。

接著我做了神經學檢查，也針對「失語症」做了一些特別的測驗。這時我們也注意到當我改用台語後，病人似乎也比最初看他時更能了解我的問話。我看得出太太有許多話欲言又止，於是我告訴她，病人看來很累，我們就此結束，但如果她還有問題，我們可以到病房外繼續討論。

走出病房，太太淚流滿面地宣洩了幾個月來的沮喪哀傷，她問了許多有關「將來」的問題，她說目前家人連壽衣都已準備好，但她也坦然承認，每次醫護人員提及有關「安寧照護」的話題，她都避之唯恐不及，深怕如果答應這種照護，臨床醫師就會放棄所有治療，他就永遠沒希望了，但她其實非常想多了解有關生命末期的準備。

我也坦白告訴她，醫療的路上我看過許多「奇蹟」，因此很難斷言病人還有多久的生命。

但「心存希望、盡人事、聽天命」是我勸家屬在這種時候應該採取的態度。同時我也希望她了解「安寧照護」並不是「放棄治療」，只是將重點放在生活的品質，讓病人減少痛苦，活得有尊嚴，而不再以延長生命為唯一的目標。

回診結束前，我與學生討論了一些神經醫學的知識與診察技術，之後我問學生今天學到些什麼，以及他們認為再下去我們應該做什麼。令我感到欣慰的是，他們非常感動老師與病人、家屬的互動，也很想學習如何能看出病人與家屬的需要，而能讓家屬說出他們難以開口的話。

這十幾年來我一直希望利用床邊教學灌注人文關懷，提高學生對病人與家屬痛苦的敏感度。更讓我感動的是學生提醒我，一定不要忘了將家屬表達的心聲轉達給病人的主治醫師。當天下午我就與主治醫師轉達家屬已經願意接受安寧照護團隊的參與照顧。

今天下班前再去探視這病人，發現病人的語言與肢體都有進步。我誠懇地告訴病人的太太，生命不可能沒有終點，但「好死」與「樂活」是一樣的重要，因此「安寧照護」不必等到病入膏肓才開始。

她感激的眼神使我放心離開醫院，而我也打從內心感激她讓我透過床邊教學激發學生對病人與家屬的關懷。

於二〇一九年一月發表

# 走上行醫之路就是一種「轉型」

每當在公共場所，聽到「乘客發生突發狀況，有醫師在嗎？」的廣播，我總不加思索就應聲赴會。

這次到新加坡開會的飛機上，又碰到了這種廣播，而我又「故態復萌」。結果到了現場，發現已有一位醫師在看這位乘客，而機上服務人員非常客氣地謝謝我與另一位不約而同到達現場的醫師，問了我們的專長，分別是「感染科」與「神經內科」。她告訴我現在正在看病人的這位醫師是「急診科」，這位乘客看來神智清楚，而醫師也正在量血壓，所以我們就告退了。

回到座位坐下來後，不覺回想起過去「聞聲起舞」反射動作的各種遭遇，而第一個浮現出來的記憶就是以下這個不尋常的故事。

那是很久以前，我還在美國大學醫院服務回台探親時，在由美飛台的機上，有位女乘客發生癲癇而廣播告急。我到達現場時，這位中年婦女已清醒過來。她滿臉憂容地問機上服務人員她到底發生了什麼事。我的神經學檢查並沒發現任何不正常，病人告訴我，她本身是在費城開業多年的菲律賓裔小兒科醫師，已經在美國將近三十年。這是第一次回鄉探望家人，她實在不願家人知道而為她擔心，加上她在菲律賓也沒有醫療保險，也不認識當地的醫師。她說她從來沒有昏倒、抽搐或癲癇發作的病史，她問我這會不會復發，能不能等兩個星期後回到美國再看醫師。

我深深了解她所擔心的問題。我告訴她，我正好是專攻癲癇的神經內科醫師，我不認為第一次癲癇發作就需要馬上開始服用抗癲癇藥，但如果再有一次發作，就要開始考慮每天按時服藥。因為她本身也是醫生，所以我坦言無論癲癇有否復發，到了這年齡才第一次發生癲癇，有可能是大腦長了腦瘤，所以她返美後一定要去看神經內科或外科做進一步的檢查。

同時我也與她分享有些病人因為癲癇發作，才得以在腦瘤還很小時就診斷出來，及早開刀並服藥，之後也再沒有發生問題。我們談得非常愉快，我也寫下簡短的病歷摘要與建議，讓她帶給她的醫生。機上服務人員全程陪在我身邊，也請我審閱她所填寫的報告並簽名。沒想到我回到座位沒多久，這位服務人員與她的同伴拿了一瓶紅酒來送我，並說了一些航空公司對我的感激，我告訴他們，我並沒做什麼，病人就自己醒過來，真是無功受祿。

經過這陣騷動，在我座位附近的幾位乘客也都知道了我的身分，而在服務人員將要離去之前給我鼓掌致意。想不到坐在前座一直在爭辯的一對男女乘客居然跑過來自我介紹，原來他們是一對定居於美國多年的來自台灣的母子，母親說，她兒子目前是大學三年級生，她很希望我能幫她說服兒子走上學醫這條「康莊大道」。我看得出這位年輕人滿臉不以為然，對母親這般突兀地向陌生人「求救」感到不屑。我告訴這位一廂情願的母親，「我自己的兩個兒子，從小還不知道自己將來要做什麼，只知道他們絕對不要做醫生，因為他們覺得我與內人做醫生的生活品質很差。我連自己的兒子都不能說服，我怎有能力說服你的兒子呢？」看到這來勢洶洶、自以為「逮到機會」的媽媽一下子像漏了氣的氣球，以及向我鞠躬稱謝的兒子，我禁不住對台灣長久以來父母「望子成醫」的風氣有說不出的感慨。

最近這幾年，隨著年紀的增長，我開始自問，自己的專長也不是急診或一般內科，而年紀也已步入「廉頗老矣，尚能飯否？」的窘境，這種緊急醫療，我真的還能幫上忙嗎？這使我想起一位哈佛大學醫學院的老師對學生說的話：「做了醫生，你就算脫了白袍，當人家需要醫生時，你還是無法忘記你的責任。」也想起了最近應邀來台訪問的史丹佛大學醫學院內科教授亞伯拉罕・佛吉思（Abraham Verghese）所說的，「幫病人做診察就是透過一種『儀式』（ritual），而達到『轉型』（transformation）。」

走上行醫之路就是一種「轉型」，是不得不慎重的「終身大事」。

於二〇一九年二月發表

# 感恩與良性循環

最近常常在四十分鐘不間斷的游泳中，享受「腦內啡」大量分泌引起的舒暢，此時心中常湧現難以形容的歡欣，而沖完熱水澡，離開運動中心時，總會有一種「感恩」的幸福感。在這種時刻，常自問，我感恩的對象是誰？而我因為感恩，應該如何回報？在偶然的機緣下，我找到了答案。

前幾天，我因為抽血的結果有點異常，而將結果以電子郵件請教一位關心我的好友。想不到沒幾分鐘後，他就以手機與我聯絡，告訴我那些微的變化是意料中的事，只要定期抽血檢查，並不需要擔心。想到老友居然看出我心中的焦慮，而如此體貼地用電話馬上回覆，心中頓感難以形容的溫馨。

感激之餘，突然想起一位巴金森氏症病人因為醫院臨時缺少一種他正在服用的藥，而改用另一個藥廠的學名藥取代，前幾天他的夫人氣急敗壞地打電話告訴我，病人的顫抖變得十分厲害，因此問我是否可以換回以前那種藥。由於其他的病人並未有類似的問題發生，我一時之間也無法找到解決辦法，問了藥局也被告知這藥目前全國缺貨，可能每個醫院都面臨著同樣的問題。前幾天他夫人打電話告訴我，他已經向另一位也是我的巴金森病人借了一些他過去幾個月多出來的藥，而暫時沒有問題，但希望我在他下次回診時，可以開給他以前所用的藥。我這才想起昨天剛由同事那兒得知，這藥廠缺貨的問題大概過幾天就會解決。

想不到因為友人醫師對我的關懷引起我的感恩，而使我想起自己還來不及將這好消息轉告給這焦慮的病人家屬。於是我打了電話告訴病人的夫人，電話中她非常感激地說這是這新年所得到最好的禮物，也興奮地祝我豬年諸事如意。掛斷了電話，不覺因為自己未能更早通知，而對病人家屬的感謝感到慚愧。

除夕日我靜坐書房，想想這一年來諸多往事，突然想到，最近一直在思考的問題，終於得到答案：「當你受到別人的幫忙而感恩時，最好的回報就是想想如何幫忙那些需要幫忙的人。」

我們在醫學上，常會看到惱人的臨床困境，由某種病引發某種情形，因而導致原本的問題更加嚴重的「惡性循環」，但我就從沒想過是否有「良性循環」這種字眼。當你感到自己幸運而感恩時，及時想到有誰需要幫忙，而即時伸出援手，這不就是「良性循環」嗎？而這種「良性循環」不就是醫病之間最溫馨不過的烏托邦嗎？

這使我想起當我與年輕的醫學生一起看診時，如果病人的年齡與學生們相近，我常會引導學生思考：「這個病人為什麼會得到這種可怕的病？自己為什麼沒有得到這種病？」

這常會引起學生們除了感恩自己沒有生病，更會由衷地同情病人，而更認真地照顧這病人。今天我才恍然大悟，我這種啟發學生的方法，事實上就是我希望他們知道「感恩」，不把自己的健康當作一件理所當然的事，而會因此對「無緣無故」罹病的病人產生憐憫、關懷，而在那瞬間啟動這「良性循環」。

這也使我想起前幾天整理書房時，找到由報紙剪下來的文章〈雙傘記〉（"A Tale of Two Umbrellas"）。作者Bruce DeBoskey描述有一天他撐著雨傘疾走於傾盆大雨的街上，一位坐在輪椅全身溼透的遊民攔住他，要求他給他雨傘。他本能地更握緊自己手中的傘，但與他同行的女同事卻不假思索地給了這人她的傘，使他一陣羞慚而引起深思。他本身是專門負責美國科羅拉多州的慈善事業，他在這篇文章裡，深刻地探討「慈善事業」的意義。他說這個英文字philanthropy源自希臘字「愛（philos）」與「人（anthropos）」，他認為從事慈善事業者一方面需要有愛心的「本能」，但同時也需要有智慧的「策略」，才能做好幫忙別人的事業。

最後容我野人獻曝，說出我深思之後的心得：當你感恩時，最好的回報就是找到需要幫忙的人伸出援手，而透過對方的感恩，你會愈想幫忙別人，這就是「良性循環」。「感恩」時，要將「圖報」之念融入「本能」，而後想辦法找出「策略」幫忙別人。

於二〇一九年三月發表

# 感性與理性的掙扎

最近的一場「醫學人文個案討論會」，學員提出了一個發人深省的醫療問題。參加討論的包括三位畢業後第一年醫師、四位畢業前實習醫師、四位醫學系五年級實習醫學生，以及兩位資深教學主治醫師。

今天所提出的病人是一位五十歲女性，去年十一月診斷為肺腺癌，並合併有對側肺部、腦部、肝臟的多處轉移，約半年前接受過腦部放射線治療，但最近病況加重而住院。住院後病人接受一天一顆的自費「原廠藥」標靶治療，所幸病人住院有醫療保險可以給付這每天約八千元的自付藥費。但病人家屬之後經由他院醫師介紹，購買從孟加拉私自攜帶入境的「學名藥」，一顆只要一千八百元。家屬希望能在出院後繼續使用，之後家人又聽病友協會的病人告知，在腦部已有轉移的病人，需要一天吃兩顆這種標靶藥，後來又提出可否早上吃「原廠藥」，晚上吃孟加拉「學名藥」的建議，而使得這些年輕醫師與醫學生十分困擾。病史由學員中最資深的畢業後第一年醫師負責報告，他詳細地敘述病人的病情，並談到病人丈夫以及三位女兒感人肺腑的關懷照護。他們雖然家境普通，但仍不顧一切地四處求助。而這次他們所提出的有關這「學名藥」的問題的確是觸及了一些醫學上的灰色地帶，但家人就是不惜一切代價，只求能延長親人的生命，使醫療團隊倍感壓力。

所謂「學名藥」是指「原廠藥」的專利權保護期限過後，其他合格藥廠依原廠藥申請專利時所公開之資訊，產製相同主成分的藥品。但「學名藥」要和「原廠藥」相同，至少要達到「化學相等」、「生物相等」及「療效相等」，才有可能得到政府機關的核准。但今天這病人家屬所提到的這來自孟加拉藥廠的「學名藥」，卻有許多令人不安的地方。有些「原廠藥」的專利權還在受到國際保護的期間，但因為世界上有些地區病人無法承擔昂貴的藥價，例如印度、孟加拉少數藥廠逕自不顧國際專利權的保護，大量仿造「學名藥」，以便及時救治窮困國家的病人，但因為來源的不合法，台灣政府也無從對這種藥物給予合法的鑑定，因此就法理而言，這種「學名藥」的安全性著實令人擔心。討論中，醫師與學生都提到醫學倫理四大原則之一的「不傷害病人」，是在這個案討論中最關鍵的指導原則。不僅這「學名藥」的來路不明，而且家人愛之心切，甚而道聽塗說，要求加倍劑量以獲得療效，更使醫者不得不站穩醫學專業的立場，堅持為病人的安全把關。

同時我們也討論到，家屬對病人病情的認知是非常重要的關鍵。我們須對病人或家屬解釋，最理想的醫療情境是選擇有效安全、病人家庭又可以負擔得起的藥物，但我們也同時需要協助家屬了解病情的發展。有一位醫學生及時指出，這病人後來因為嗎啡劑量的調降，而較不昏睡，但家屬卻誤以為治療有起色而高興萬分，看在眼裡實在令人傷心。我們需要讓家屬對病情有正確的認知，才不致於無法接受最後的結果。

最後一位資深主治醫師認為在這種關鍵時刻，我們需要嘗試找出與家屬共同了解的地方，而由此耐心導引家屬逐步了解病情的發展。

我也與大家分享一件自己過去非常遺憾的失敗案例。我因為想要說服一位肝癌末期病人的兒子，不要再讓他父親接受毫無醫學根據的祕方，而在電話中說，「為什麼要用這些無用的治療來延長他的受苦？」想不到這位心急如焚的兒子，竟然在電話中對我咆哮，「你做醫生的怎麼可以說這種話？」我對參加討論會的學員再三叮嚀，在面對病人的生命末期時，對家屬不合理的要求仍一定要耐心解說，絕對不能說重話。

在醫療工作中，最大的困擾常常是這種感性與理性的掙扎。在學醫的過程，臨床老師需要把握機會，與學員討論這種表面上似乎與診斷或治療並無直接關係的「非醫療問題」，讓他們在臨床遭逢迷惘的關鍵時刻，有機會聆聽老師、同學的不同意見，而這也是臨床老師與學生間教學相長的良機。

於二〇一九年五月發表

# 參加醫學院畢業典禮有感

回國以來參加過不少醫學院畢業典禮，但從來沒有像這兩天，星期五以「家長」身分參加友人女兒的台大醫學院畢業典禮，星期六則以「外賓」身分參加成大醫學院畢業典禮並做了一場演講，心中有不少感觸。

友人是成大神經內科醫師，一直默默為醫學教育付出，是我非常仰慕的典範。十幾年前在他的邀請下，我開始每個月到成大醫院為六年級醫學生在神經科實習時段做床邊教學，那時我就注意到他的兩個小孩，一男一女在學校功課都很好，又對自然科學研究有興趣，而後都進入醫學院就讀。哥哥已於兩年前由成大醫學院畢業，而妹妹今天不只是亭亭玉立的少女，又是以第一名身分從台大畢業未來的佼佼女醫師。

一些認識我的台大醫學院教授朋友看到我出席都十分訝異，等到我告訴他們我是以「家長」身分參加時，他們都好奇地問我，這畢業生叫什麼名字。等到我報了好友女兒的芳名，馬上又是一陣恭喜與讚揚，心中除了深感「與有榮焉」，也才猛然發覺自己過去一直不承認兩個兒子不願克紹箕裘，其實使我引以為憾，但今天對友人深感羨慕之餘，才領悟到自己過去因為工作而忽略家庭，誤導兩個小孩認為行醫這條路影響生活品質而卻步，這毋寧說是此生美中不足的一大憾事。

兩個月前成大畢業班的幾位代表邀請我為他們的畢業典禮說幾句話。他們是台灣醫學教育七年制的最後畢業生（之後就改為六年制），而一年前我因為體力不繼，終止了這十幾年來在成大的定期教學，所以這一期的畢業生是我在成大醫院床邊教學的最後一班醫學生。

我想起，四十幾年前我在台大醫院完成四年住院醫師訓練，並當了一年主治醫師之後，到美國明尼蘇達大學醫院又再接受三年住院醫師訓練，而後一直滯留於國外二十多年。

回國後我一直希望能繼續傳承我多年在國外將人文關懷的態度融入臨床教學的心得，因此就我個人而言，這次來參加成大醫學系的畢業典禮，是有其特殊的意義。

這場演講我一開始先提到希臘神話裡刀槍不入、驍勇善戰的戰士阿基里斯（Achilles）的故事。根據神話，阿基里斯還是嬰兒時，他的母親水神特提斯（Thetis）為了使阿基里斯全身刀槍不入，因此抓住他的腳跟，把他全身浸入斯提克斯（Styx）河中，但由於腳踝被抓住沒有沾到河水，最後竟成了阿基里斯被神箭射中的致命弱點。

接著我以「醫師的阿基里斯腳踝」為題，對這些即將開始行醫的年輕醫師說出我對醫師這職業的隱憂與告誡。

一、失去謙虛：披上白袍之後，我們會發現這職業的特點是我們經常被一群感激我們的病人與家屬所包圍，使我們不知不覺忘了謙虛。

二、不尊重別人：醫師打從醫學生時代開始學醫以來，長年都受到指導我們的老師、學長、護理人員的不尊重，而不知不覺也對病人、家屬、同事不尊重而不自知。

三、無法接受失敗：醫師這職業攸關生命，失敗時造成無法挽回的後果常是很難釋懷的經驗。然而行醫是無法避免失敗的，因為我們愈有經驗，愈會有疑難絕症的挑戰。所以我們一定要學會接受失敗，由反省尋求進步。

四、缺乏耐心：醫師經常要面臨時間的壓力，而不知不覺會缺乏耐心，但一失去耐心就是我們犯錯的時候。

接著我給畢業生幾句贈言：經常保持謙虛的心；尊重同事、病人、家屬；遭遇失敗時好好自我省思；耐心聆聽，因為每個病人都不一樣；尋找並學習身旁的典範；學習做好時間管理。

最後我引用已故哈佛大學外科主任法蘭西斯．摩爾（Francis Moore）教授年輕時，以當時尚不理想的麻醉技術為一位躁動不安的病人開刀，在切掉潰爛的闌尾之後，突然看到病人迸出感激的笑容時，忍不住慨嘆：「行醫可以創造奇蹟，也是一種福氣。」而在他的自傳裡，他語重心長地說，「我年輕時感到如此，我現在還是這麼想。」我謹以此衷心祝福畢業班同學，個個都是內心充滿成就感的快樂醫生。

於二〇一九年七月發表

# 老師，你這樣做對嗎？

今天在病房教學回診時，學生報告一位八十一歲的病人，於七年前發現肺癌，順利接受開刀之後定期接受追蹤。兩年前發現腰椎有轉移，而放射治療之後一切順利。但幾天前突然雙腳無力發麻而跌倒，結果發現癌細胞竟轉移到胸椎，經過緊急施打類固醇，並進行放射治療，幾天後病人雙腿幾乎完全恢復力量，而臨床神經學檢查也看不到幾天前的明顯異常。

在結束回診前，我問病人是否了解自己的病情，也想知道他是否有什麼問題想問。他非常鎮定地告訴我，他對自己過去的診斷、治療、預後都一直很清楚，也十分感激醫院對他過去幾年來的照顧。在離開病人之前，我對病人說，以他這次對治療的反應如此快速，且幾天之內已經恢復到這種地步，只要不再發生其他意外，他的行動應該可以恢復到與常人無異的自如。

回到討論室與學生們討論今天的學習心得時，想不到有位畢業後第一年的學生問我一句讓我一時答不出話的問題。「老師你知道他的病情並不樂觀，但你這樣鼓勵他，對嗎？」這的確是一個非常重要的問題，事實上我常告誡學生，要隨時注意，我們一方面要灌注希望，鼓勵生病中的病人不要輕言放棄，但也切忌給病人不合事實的過高期望，以免「捧得高、摔得重」，將來無法接受事實。今天這位學生的及時提醒，也讓我警覺到我應該利用這機會好好與學生們再做更深入的討論。

當天下午我首先到放射診斷科與放射科同事一起檢視這病人最近的脊椎核磁共振的片子。我們看到這病人除了有過去發現的骨轉移引起的脊椎骨破壞以外，這次引起雙腿無力的部位，看來是腫瘤直接侵入胸椎第三、四節之間的硬腦膜下腔，導致胸脊髓受到擠壓。根據我們的經驗，這種病人如能及早發現脊髓壓迫，而得以馬上給予類固醇減少脊髓水腫，再加上及時適量的放射治療，不少病人的神經功能都能恢復得非常好。雖然這種癌末病人最後常死於癌症在原發部位的惡化，或其他部位的轉移，但在電療的脊髓部位又原地復發的倒不多見，換句話說，我當天對這病人的鼓勵並非與事實不符。

我隔天特別約了當天參加教學回診的學生，一起看了這些核磁共振的片子，並解釋治療的預後。我再次肯定這位當天勇於向我質疑「老師，你這樣做對嗎？」的醫師的提問。

我認為這是非常好的做學問態度，而我也坦承因為他的發問，才使我再回去仔細看過這核磁共振的片子，並多溫習了一些功課，也更確定自己當時鼓勵病人所說的，「他可以恢復到正常走路」，並非言過其實。

記得二十年前我剛回到台灣給學生上課時，最大的困擾是「學生不太問問題」。在國外教學多年，我已習慣於下課前預留五到十分鐘給學生發問。所以最初一、兩個月的上課，時常因為沒人發問而淪為「提早下課」。後來忍無可忍，有一天我上完課還是沒人發問，我就說，「今天我一定要等到有人發問才可以下課」想不到馬上有人舉手，但所問的問題卻使我更失望，

「老師，今天所講的部分，哪些是期末考要考的？」當時失望之餘，曾寫了一篇對回國教學的失望，我說，「學生沒有好奇心、只關心考試成績」，是我最大的隱憂。很高興這幾年來，學生的學習態度已經大有改善，而更讓我欣慰的是，學生愈來愈能主動地問一些我以前從來沒有想過的問題。

記得有些國外來訪的學者，常會想盡辦法鼓勵學生發問，他們常對學生自我調侃地說，「不會有笨的問題，只怕有時被問的老師會給笨的回答。」這種用心就是希望同學不要怕問錯問題而不敢發問，但我也同時注意到，除非老師能營造一種「安全的環境」，學生才敢提出他們真正的疑惑，也才讓老師有機會發現還需要給學生「釋疑」的地方。

今天這位年輕醫師及時的發問，引我興起一連串對教學的反思，更了解教導醫學生需要注意的細節，也衷心希望我們教學的心力沒有白費。

於二〇一九年八月發表

# 床邊教學讓學生見證醫療的副作用

這星期醫學系五年級學生的床邊教學，我們一起看了一位六十歲出頭的男病人。他在十八年前被發現鼻咽癌之後接受放射治療，成功地控制了腫瘤，但很不幸地，後來陸續發生了各種放射治療引起的併發症。

在病人與家屬的同意下，我與三位醫學生，以及建議我看這病人的內科醫師一起去探望這位病人。病人口述他接受治療後，腫瘤變小到消失所帶給他的健康，迄今仍然充滿感激，但他也很無奈地娓娓道出後來聽力漸漸變差，目前幾乎完全失聰；同時他的夫人也注意到這幾年他慢慢地出現幾種問題，包括說話、吞嚥、平衡感、脾氣、記憶等等，甚至最近因為頭痛、眼花、暈眩、噁心，而核磁共振發現左側大腦顳葉有很大的囊腫，引起腦壓亢進。病人在我們看他的前一天接受腦外科手術，成功地引流出腦部積水，而有些症狀呈現明顯的改善。

在今天的教學迴診，我有機會讓學生看到，由神經學檢查呈現他在大腦額葉與顳葉、小腦以及腦幹的各種徵候，並且有機會聆聽他與夫人陳述發病以來的各種病痛。很難得的是雖然他倆都了解這些問題都是因為放射治療所引起的，卻沒有絲毫怨尤，能夠平靜接受不理想的現實，使我們非常感動。離開病房前，我忍不住對他們夫妻接受病痛的態度以及他夫人照顧他的無微不至表示由衷的佩服。

離開病房之後，我在討論室繼續與學生討論今天在病人身上所發現的神經學檢查的徵候，我非常高興看到學生們對這些「知識」與「技術」的學習熱忱，但是我更希望學生能「將心比心」，深入地體會病人與家屬的感受，利用這個案的經驗，提高他們對病人痛苦的敏感度，而學習對病人的「同理心」更上一層樓。我告訴同學們，這是我們醫療人員遲早都要面對的考驗：一方面我們需要以「治病」、「救命」為目標，努力尋求最有效的治療來幫忙病人，但另一方面，我們也一定不能忽略有效的治療可能帶來的「副作用」，而能夠以我們的專業能力，不只是知識與經驗，還要能考量病人的個人因素，而做到「兩害相權取其輕」的抉擇。

因此，一位真正的好醫生就是能夠同時兼顧「治癒（cure）」與「關懷（care）」。在這病人的實例，我們看到了一方面為了治癌保命，在病人與家屬的充分了解下，我們盡了最大的努力，小心規畫放射治療的範圍與有效而又安全的劑量，但萬一無法避免而傷害了病人的生活品質時，我們更需要用心關懷病人身體與精神方面的困難。

今天這位病人與我們分享的珍貴經驗，使這些學生有機會看到醫療的「一刃之兩面」。我相信這位病人的主治醫師當年在做這決定時，一定與病人和家屬有非常良好的溝通，所以他們在治療前，充分了解這治療的重要性，以及可能帶來的風險，才能有今天我們所看到的醫病之間的尊重與信任。

雖然最近「人工智慧」的突飛猛進，已經超越醫生以「人腦」診斷的精準與效率，但醫病之間透過「同理心」、「尊重」、「信任」而紓解病人與家屬的痛苦，卻是「人工智慧」所望塵莫及的。我深信，「人工智慧」可以幫忙醫療團隊更精準迅速地診斷，確定病灶的位置與病理，計算出更安全的放射劑量及照射範圍，但醫療還是需要透過摩爾醫師（Dr. Francis Moore）所說的「醫生的話語、藥與雙手」，讓病人感覺受到關懷、尊重，了解自己所接受的治療，病人與家屬才能獲得「身」、「心」兼顧的雙贏照護。

今天有機會讓學生見證「成功的救命可能造成的痛苦」，使他們更能夠體會醫師誓詞所一再強調的「不加害於病人」的告誡。同時在醫生的養成教育，一定要讓學員了解醫療充滿不確定性，不能掉以輕心，務必戒慎恐懼，不忘謙沖，對病人與家屬的問題需耐心說明，使他們對診斷與治療計畫，有充分的了解而產生「信任」。不管科技如何發達，這仍然是行醫的不二法門。

於二〇二〇年三月發表

# 謝天謝地 這只是一場夢

最近幾乎每天籠罩在「武漢肺炎」的陰影下，報紙、電視都在報導全球各地如火如荼的疫情，出門看到的幾乎都是戴上口罩的臉孔，好不容易到了目的地，就馬上接受體溫計的迎接。有些地方如我常去游泳的運動中心，通過了額溫槍之後，還要在手上加蓋像去迪士尼樂園時的圖章。在這關頭身為醫師，每天又得在一般人避之唯恐不及的醫療院所工作，要擺脫「瘟疫」的心理威脅也著實不容易。

想不到幾天前我竟然於深夜裡驚醒，發現剛剛發高燒的恐怖情景，原來是一場惡夢。

上了廁所，心情慢慢沉澱下來後，自個兒坐在書房百感交集，一看錶才三點半，還是再回床睡覺，以免明天上班精神不濟。突然間我想到，萬一我是真的染上武漢肺炎發了燒，意識模糊，而不是做夢，那我現在貿然回去同一張床睡覺，對熟睡中的內人安全嗎？但一時又不知家中的耳溫槍放在哪，就這樣在臥室外面徘徊良久。

不覺感慨自己過去在美國住慣了大房子，而回來台灣以後，因為只有我們夫妻倆，房子也愈搬愈小，這才想起，如果我們有一個人得了「武漢肺炎」，置身在這麼小的房子，另外一人怎麼躲得過？早知有可能會碰上這種人人自危的「瘟疫」，當初就應該選個大一點較舒適的房子……

但話說回來，我們實在非常喜愛我們已住了十一年的這個社區小公寓，尤其是從高樓陽台看到的淡水河、觀音山，常使我回想起小時候住在大稻埕的古老大廈時，可以由不同角度看到的同一條河、同一座山，而追憶快樂的童年時光。令人感傷的是那充滿回憶的老房子，早已灰飛煙滅，如今已成為環河北路的一部分。

躺在床上，細看內人安詳的睡容，相信她絕對不知此時我心中的百感交集，不覺思潮洶湧，久久未能入睡。只好回到書房，但這剪不斷理還亂的憂心以及剛才的惡夢又油然浮上心頭。

這時不覺想起二〇〇三年SARS肆虐台灣時的一些回憶。記得當時我曾經重讀卡繆的《瘟疫》（一九四七年以法文出版，孟祥森一九五五年的中譯本），於是打開電腦，找到過去在《當代醫學雜誌》「每月一書」專欄我所寫的這本小說的書摘，而陷入更深的沉思。

卡繆這本小說是編造阿爾及利亞一個約有二十萬人口的假想小城「俄蘭城」爆發鼠疫，導致封城十個月的故事。作者以一位「李爾醫生」為中心，描述在這段時間所觀察到的人生百態，透過故事中不同人物的穿插、對話，凸顯出卡繆濃厚的存在主義的色彩。

作者描述最後醫師淪落到只能診斷，但沒有藥物可以治療病人的困境。病人一旦被他「宣判」有黑死病時，就被強迫離開家人，關入隔離的環境等死，而深刻地道出醫者無助的恐懼。

最後故事結束時，人類終於戰勝了瘟疫，政府解除了封城禁令，而作者寫出了他對人生的看法：「這不是一個獲得最後勝利的故事，而是人必須做什麼、在那永無終止的戰鬥中必然還要反覆再做的事，這戰鬥是一群不能夠成為聖徒、而又拒絕在瘟疫面前俯首稱臣的人，儘管個人遭受一切痛苦，仍舊竭盡所能去跟恐怖的統治與無情的屠殺所作的戰爭；他們致力於成為治療者。」

記得當我在SARS橫行時重看此書，台灣整個社會正處於人心惶惶、水深火熱之際，與年輕時初讀這本書的感受大相逕庭，而今台灣又正面臨另一場震撼教育，令人不禁感慨萬千。

想不到一場惡夢才使我了解，這來勢洶洶的「瘟疫」已經侵入了我的潛意識，引起那麼深的不安。但也透過這場夢，才使我更了解自己深藏在內心的對家與家人的愛。

目前台灣政府第一時間的應變對策與「超前部署」、「中央流行疫情指揮中心」每天的記者會帶給社會大眾透明資訊，安定人心的諸多作為，使我有信心我們不久也即將看到《瘟疫》這本書結束時歌頌和平健康的降臨。

謝天謝地，這只是一場夢！

於二〇二〇年四月發表

# 給我上了一堂「生命之課」的病人與家屬

幾天前一位我照顧多年的病人家屬打電話告知我，她先生已於幾天前在家安詳過世，她與我分享諸多感觸，並感謝這十幾年來的照顧。掛斷電話，心中一陣茫然。

從醫院的電腦，我回顧由二〇〇五年五月十日的初診紀錄，一直到二〇一九年六月十二日最後一次的門診病歷。其後病人因為肺炎、泌尿道感染，多次進出大學醫院，加上行動越來越困難，我勸家人不必再定期回來看我，只要繼續服用抗癲癇藥物，之後改以電話繼續保持聯絡。

雖然我踏入行醫之路已經超過半世紀，但因為人生規畫的改變，回國這二十幾年裡，主要著力於醫學教育，已經好久沒有機會在照顧多年的病人走完一生時，深思行醫的意義。今天在書房，利用週末的空檔，寫出心中的諸般感觸。

這位病人的診斷並不困難，六十二歲才首次發生癲癇發作，以神經內科醫師的直覺，馬上會想到腦瘤的可能。雖然神經學檢查看不出有任何異常，但腦部核磁共振果然發現左側大腦顳葉長了一個相當大的腦瘤。神經外科同事做了切片，病理醫師診斷「星狀細胞瘤第二度」。這是一種有時並不會快速成長，但大部分都會在一段時間後繼續惡化的腦瘤，但最棘手的是這病人腦瘤的部位正好是專司「語言」的區域。雖然他當時並沒有語言的任何困難，但如果要外科手術切除這腦瘤的話，以當時的設備與技術，勢必會引起明顯的語言障礙，甚至右邊偏癱，而因為腦瘤太大，經過放射治療而引起腦水腫，將會發生更多的問題。

基於以病人福祉為中心的考量，我與同事都認為，這時還是給病人規則服用癲癇藥物防止癲癇復發，而當時病人也沒有腦壓增加的問題，所以不考慮馬上開刀或放射治療，以避免還沒呈現的腦功能障礙提前發生。

我也建議病人與家屬請教這方面更有經驗的醫學中心尋求「第二意見」，他們卻斷然拒絕，給我莫大的心理壓力。在往後的幾次回診我也一再坦言我的專長是癲癇，並非腦瘤專家，但病人對我的信任以及作風的保守，使我一直無法說服他們。還好之後的幾年病人再也沒有癲癇復發、藥物副作用、腦壓亢進或失語症狀，而定期的核磁共振追蹤也看不出腦瘤有惡化的現象。

一直到七年後，病人因為擔心夫人的健康惡化竟夜失眠，又發生了一次癲癇，緊急送到就近的醫學中心，才發現有高血壓、糖尿病、前列腺肥大等問題，之後就分別在兩個醫學中心看不同的專科門診，這時我也建議他，選擇其中一個醫學中心照顧他所有內科問題，同時我也可以將他的資料轉給該醫學中心的神經內科醫師，以避免他們來往奔波於不同醫療院所。但他與家人都不肯接受這建議，也透過這次的波折，我才知道這位夫人竟是洗腎多年的腎衰竭病人，而更了解他們夫妻唇齒相依的感情。

過沒多久，因為這病人再度癲癇發作，我換了另一種抗癲癇藥，而病人不只不再有癲癇發作，心情也豁然開朗，之後有一段非常好的生活品質。一直到他發病十年以後，病人才開始慢慢出現右邊無力，語言反應變慢，而最後幾年，家屬也認為既然我們早已決定不考慮腦瘤開刀，是否就不必再接受定期核磁共振的追蹤。

記得在一次深談之後，夫人反問我，是否有後悔做這決定？看她誠摯的眼神，我也深深領會，病人與家屬對醫師的信任是一種對醫師專業能力的肯定，但也提醒了我，這也是醫師需要智慧與勇氣的承擔。

那天在他夫人掛斷電話後，我匆匆記下她這幾句話：「我們家人都感激你當初給我們的心理準備，我非常珍惜這麼多年，上天讓我擁有一個能說話、獨立生活的先生。我希望你知道，因為你，我們沒有失望與恐懼，謝謝你！」

這使我想到哈佛大學醫學院的一對醫師夫婦所倡導的「生命之課」（Life

Lessons），他們鼓勵醫學生在學醫期間長期追蹤病人，讓他們更深入了解病人的生命。我非常感激這病人與家人給我上了這十五年的「生命之課」。

於二〇二〇年六月發表

# 讓我不忍獨享的醫學教育金玉良言

同事王金龍醫師與我分享美國醫學會（AMA）精心製作的「向二〇二〇年美國醫學院畢業生致敬」影片（Tribute to the Medical School Class of 2020）。這是美國有史以來第一次醫學生在畢業前幾個月親身經歷從沒有過的全球醫療大災難，畢業典禮也因為新冠病毒疫情的蔓延，學校只能以線上的方式進行，而沒有家長與學生歡聚一堂，聆聽校長、貴賓賀詞的慶典。美國醫學會首次以錄影方式邀請九位國內深受尊敬的醫師為這些「新科醫師」致詞，同時也別出心裁地穿插幾位電視連續劇扮演醫師明星們的詼諧對話。以下我摘譯了三位醫界前輩語重心長的諄諄教誨：

哈佛大學外科教授葛文德醫師（Dr. Atul Gawande）是讓我最感動的講者。他的幾本膾炙人口的暢銷書在台灣都有中譯本，是知名度極高的醫師作家。

他說這是非常時期，新冠病毒引起的全球瘟疫使得醫學生面臨嚴肅考驗。現在的醫學遠比過去更複雜，但對病人的照護有三個基本要點是不變的。

第一、我們永遠需要花時間了解病人，包括他們的目標以及希望得到的照護優先次序。這是因人而異，而且同一位病人不同時期也可能會改變看法，我們必須知道他們的希望與擔心是什麼。為了延長生命，什麼是他們願意或不願意接受的？對他們什麼是最重要的？醫師就是要透過這種對病人的了解，才能提供病人所需要的照護，而由此獲得信任。醫病之間的連結是其他行業所不能相比的。

第二、我們要按照這些與病人的目標、優先性相符合的方向，設計出個人化的計畫。

第三、擬定了計畫，就要能執行，這時最大的挑戰，就是如何與其他人有效率地共同合作，並且努力朝向同一個方向進行。

這就是行醫的樂趣，希望大家可以有效率地做對病人有利的事，這是我對這畢業班的指望，向前走，一起做，做對的事。

奧勒岡大學急診醫學副教授Dr. Ester Choo說，因為疫情流行，學校為了安全考慮，有些學生被迫停止在醫院實習，有些學生在這期間自願投入社會大眾的保健與公共衛生工作，甚至加入社會服務工作，分發醫療防疫物資等沒有醫師光環的工作，實在令人佩服。

她希望同學繼續保持好奇心、尊重、謙虛，也能因為錯誤而展現虛心、學習、成長，而這些都是學習科學所需要有的態度。希望他們學會什麼時候應該開口，什麼時候應該讓大家聽到別人的聲音。我們需要為大眾健康而倡議，特別是為最弱勢的人抗爭時，我們不能退縮，但要滿足人們的需求時，要有彈性。她深知這一年他們接受到最不尋常的醫學教育，但她相信在對抗新冠病毒所經驗到的極度隔離孤獨與極度群體合作，會使他們成為有史以來加入醫療團隊最有力、敢言、合作、創新的新血。她恭喜二〇二〇年的畢業生，並以他們為傲。

美國醫學會現任主席Dr. Patrice Harris以非常親切誠懇的口吻道出她的祝福。她說，在這種前所未有的全球災難時畢業，是非常令人傷感，但對於從事醫療志業者，生命的改變是常態，每個世代都需要面對挑戰，然而現在所面臨的是幾個世代以來所不曾有的考驗，他們需要精通前所未有的高科技，但又要不失「人情味」（human touch），保持與世界不同地區的聯繫，雖然這關頭令人感到絕望與孤獨，但在這充滿變數的挑戰中，有些是不變的：你對服務的熱情、對他人的同情、對科學與實證的堅持與奉獻，而這些帶領你走入醫療這行業的特質會影響你的終生，醫生永遠都需要面對困難。全球新冠病毒的災難只是一場更大的挑戰，但這並不是無法克服的挑戰，這是一種機會，我們醫師不會規避困難，我們總是迎向困難，讓我們把這舉世的大災難當作大家一起共同奮鬥的難得機會。

這用心良苦精選出美國醫學教育頂尖人物的金玉良言，贏得美國醫學生在網路譽為「有史以來最棒的畢業典禮」，使我不忍獨享，希望可以與更多的朋友分享這份感動。

於二〇二〇年七月發表

## 以自己的病痛啟發社會大眾的醫界先知

同學黃妙珠醫師與我分享日本NHK電視台的特別節目《失智症權威醫師罹患了失智症》，深深感動了我。

長谷川和夫醫師是精神科醫師，從事「失智症」研究長達四十多年，他首創的「長谷川氏簡易智能量表」幫忙日本醫界早期診斷這疾病。他畢生致力於消除社會對「失智症」的歧視與誤解，在他的努力下，日本過去稱之為「癡呆」的疾病已經成功地改名為「失智症」。很不幸地，當他在八十六歲宣布退休後，自己卻被確診「失智症」，想不到在面對這種打擊時，他竟不放過讓大眾了解「失智症」的機會，主動表示願意以自身與家人即將面臨的經歷接受追蹤採訪，希望能以其親身經驗幫忙醫界及社會大眾更能了解「失智症」。

這節目是ＮＨＫ從二〇一八年八月開始的幾次訪談錄影編輯而成的珍貴資料。在這將近一小時的特別節目，我摘錄了以下幾段。

一、病人的內心世界（由專輯的日記以及病人口述）：

我覺得我好像對生活中的「確定性」正在逐漸減少，因此要不斷地確認，透過一再發問以及其他的感覺意識來確定自己的存在。

我喪失了自信，因此不得不沉默寡言，我感覺每個人確實都有自己能力的極限。當我得知自己也罹患失智症時，我感到了超乎想像的不安，而漸漸把自己封閉在自我世界。

我真的沒想到這種病人這麼痛苦。每日茫然不知為什麼、做什麼，自己罹患失智症之後才真正體會到患者的心情。這也印證了以前一位前輩醫生對我說過的話：「只有你自己患了失智症，你的研究才算大功告成。」

二、家人的觀察與感觸：

結婚六十年的老伴含情脈脈，細說她對愛侶的不忍。每天提醒他吃藥、飲食作息，陪他外出看病、赴會，還苦中作樂，為愛侶彈他最喜愛的貝多芬鋼琴奏鳴曲《悲愴》，也不知道他還記得多少，但看他閉目聆聽的神情，自己就感覺到滿足幸福。每天早上問候對方，問他晚上是否睡得安穩，使他消除心中的不安。

陪伴他的女兒在接受記者採訪時，感慨地道出家人的無奈。「與失智症共生，到底意味著什麼呢？雖然症狀日漸惡化，但他從來沒有停止過讓更多的人了解，他與家人如何與失智症同甘苦共患難度過每一天。我們學習到，每一天，都要微笑著面對一切，這一點是很重要的。」

在第一次記者訪問時，他還自我調侃地讓他們看他的房間有「月曆」與「日曆」以確定自己知道今夕何夕。他也介紹自己稱之為「我的戰場」的書房，在那裡他完成了許多深入的閱讀與重要論文的寫作。令人落淚的是，他後來在安養院吵著要回家，一到家就直奔「戰場」，滿臉歡樂滿足地翻看自己所寫的書，卻不知他看懂多少，真是情何以堪……

很可惜，我無法直接聽懂日文，只能透過影片的中文字幕以及片段英文說明，無法更進一步感受個中細膩的感情。這是我最大的遺憾。

行醫多年最令我感傷的是，看到有些醫師友人罹患自己專長的疾病，因為本身是「專家」，對診斷、治療與預後都瞭如指掌，我們也很難安慰鼓勵。但我很少看到像長谷川醫師這樣，不只坦然接受命運，還主動說服家人，選擇與社會大眾分享他們即將步入的坎坷人生，讓世人更了解這項疾病，以及病人與家人為病所苦的親身感受。

由於個人多年來專攻的疾病「癲癇」也是一種飽受社會誤解歧視的疾病，所以對於長谷川醫師教育大眾認識疾病的用心特別感佩。

回台以後我曾在慈濟醫學院與幾位醫界朋友開了「疾病誤解與社會偏見」的一門課，後來陸續也在其他醫學院前後介紹了包括「癲癇」的十二種疾病，但今天才發覺我們還一直未曾介紹「失智症」。

如今我有兩位親友正蹣跚步入失智老人的漫漫長路，這部影片對我有說不出的慼慼之感，特別難忘的是長谷川和夫醫師的這句話：「每天提醒自己要微笑面對，就寢前要對家人深深鞠躬道謝。」

於二〇二〇年九月發表

# 見仁見智：新冠肺炎防疫隔離面面觀

自從新冠肺炎爆發以來，台灣政府對疫情的控制備受國際讚賞。最近有機會與幾位長年定居國外，回台經歷「十四天防疫隔離」的友人談他們對這法規的看法，而領悟到容忍「異議者」是非常重要的民主素養。

一位定居美國中西部年近八十，已由美國聯邦政府農業部退休多年的農化博士，過去經常定期返台探望年近百歲的老母，這次因疫情爆發而將近一年未能回國。他在熬過十四天的「入監」後，說他一心只想著出關後就能見到老母，再苦也值得。他盛讚台灣這次疫情的控制，並對政府對防疫旅館費用的補助，以及每天接到里長的關照以及疾管局的電話，都留下非常深刻的印象，而絲毫沒有怨尤。

出國已快六十年、定居加拿大溫哥華多年的表兄嫂也都年近八十，他們事業成功，退休已經十多年，最近每年都回台住一段時間，但因為疫情已有一年沒回國。在抵台後的隔離時間，他們夫妻恪守各種規定，使用單獨臥房、洗手間，以及「不得外出或有訪客」的規定。在這居家隔離期間雖然不能看到朋友，但簡訊、電話與送來的食物，都使他們深受感動。他告訴我，回台接受這難捱的十四天「軟禁」，是回國前就有的心理準備，而「刑期服滿」後對政府的用心防疫，成功保住這塊淨土，有說不出的感佩。

一位為了自己捐助兩所大學成立「台灣文學駐校作家計畫」的活動而專程從美國加州回國的好友，他是台大醫學院藥學系早期畢業生，養生有道而看來遠比他年近九十歲年輕。他「出監」之後盛讚台灣控制疫情的成功，雖然這種與世隔絕的日子很難忍受，但他回台之前就已經有心理準備。

最後我要特別提到的是一位台大醫學院非常傑出，晚我十幾屆約六十出頭的美國頂尖醫學院大學醫院內科教授。他很早就安排為期六個月「教授休假」要到我所服務的醫院進行教學活動。他在離開台灣的演講就以自己接受隔離的感受為題，坦言他的諸多感受。他認為台灣政府這種強制隔離的政策，有許多值得三思，這是我始料未及的。

這時我猛然想起兩天前我們一起到飯館用餐後走進捷運站時，站務人員對我大聲斥責的那一幕。我當時因為走出餐廳後忘了戴口罩，而被這人吼叫時，我的即時反應是羞慚滿面，快速戴上口罩，但他卻即時反應說，「這種不尊重人的態度是我無論如何無法接受的。」我當時還以為他是想安慰我而說的，不過今天聽到他與其他幾位同樣定居國外多年的朋友，對「防疫隔離」的反應竟有如此天淵之別，也才使我豁然頓悟，不管多合理或多「不得不」執行的規定，也會因為每個人的「教育背景」、「環境」、「年齡」以及他們的「價值觀」而有不同的反應。而民主政治的困難，就是如何在這種非常時期不得不用重法時，需要注重如何說服「異議者」，而民主時代需要的素養就是要「尊重」不同意見的少數。

這位輩分上而言，是晚我十幾年的「學弟」，卻因為他在年輕時就全盤接受美國的價值觀，加上他身披「白袍」的職業，更使他對這種強迫性加諸於他的「還有爭議性的防疫隔離政策」，感受到不被尊重的憤怒。

最後我特別要引述的是他演講中的最後幾句話，「我一生從沒有遭逢過這十四天，不，因為第一天住進防疫旅社不算在內，所以是十五天的孤獨思考，而使我想通了：人要聰明地支配時間、最重要的是要邏輯思考、注意細節、在對的環境下學會適應與創造、不要作孤獨的人。」他這幾句耐人尋味的話，也是我當天所學到的「智者總能在不如意的逆境，得到正向的收穫」。

今天我學到的心得是，我們需要能夠接受「見仁見智，不見得大家的看法都能一致」的事實，重要的是我們要尊重別人不同的想法，試圖了解為什麼別人與自己的想法不一樣。我還特別需要自我警惕的是醫師這一行業，更要特別小心，不能失去謙虛。

於二〇二一年一月發表

# 台灣醫療所呈現的危機

前幾天好友黃富源教授打電話與我分享他最近的一場演講。他說台灣目前沒有內科醫師，只有胸腔內科醫師、心臟內科醫師、胃腸內科醫師等專科醫師。病人必須知道自己應該看哪一科，否則有了病，看錯了科，就可能是一場大災難。他舉了兩個真實故事：

「有位親戚是常常爬山、打球的六十七歲老人，因為近來覺得心臟沒力，就去看了心臟內科。這位專科醫師為他安排了整套的檢查之後，告訴他沒有心臟病，然後病人也不知道再下去要看哪一科。我告訴他必須看能問你病史、幫你做全身身體診察，而不是只安排儀器檢查的醫師。最後他找到一位替他做了全身診察的醫師，發現眼結膜蒼白，顯示極度貧血，而原因是一個月來痔瘡一直出血。」

「一位六十八歲男人，兩個月來體重掉了四公斤，看胸腔內科，X光正常，看腸胃內科，作內視鏡檢查正常，後來找上我這小兒科醫師，我說我不會看內科，但他執意說隔壁的太太說我會看，後來我按照基本動作，呼吸心跳先量，結果發現脈搏一分鐘一百四十下，摸他的甲狀腺，有一點大，做了TSH和Free T4，發現是甲狀腺機能亢進，就轉給甲狀腺的專家了。」

他語重心長地說，他實在很擔心台灣慢慢地變成沒有看「病人」的醫師，越來越多的內科醫師淪為只看某種器官的「病」之專科醫師。

但問題是許多病人並不知道自己的症狀應該看哪個科。

黃富源教授是我的學長，畢業後在台大醫院小兒科完成住院醫師暨感染科專科訓練；後來到馬偕醫院當主治醫師，認真投入臨床服務與教學，當過國內感染症醫學會理事長、衛生署副署長。我們一起在二〇一六年創立網路專欄【醫病平台】，讓醫病雙方可以平起平坐，彼此發表看法，幫忙互相了解，進而改善台灣的醫病關係。

掛斷電話之前，他特別稱讚上星期網路專欄【醫病平台】刊載的一篇文章〈消失中的「家庭及一般內科醫師」改變了醫病關係〉。作者在文中提出兩個他親自經驗到的病人：

「有一位朋友要求我介紹一位專家幫他看病，這位朋友有一位親友因酗酒而曾經被告知得過『肝炎』。因為他有朋友也被診斷出『肝癌』而往生，所以這位病人想找一位『肝癌』專科醫生來確認自己有沒有肝癌。這位先生沒有任何就醫紀錄，因此我安排他去掛一般內科，讓醫師先了解他的狀況。但這位醫師沒有『肝病』專科的頭銜，讓這位先生認為我不夠朋友，沒有介紹『名醫』去處理他的問題，因而退掛號。」

「另外有位『名人』來門診要求做『完整的健康檢查』，辦理病歷登記時他隨口問門診的護理師，醫院的放診科斷層掃描儀是『幾切』的機器。這位護理小姐回答不出來，他因而取消登記，抱怨醫院儀器可能不像其他號稱最新的『健康檢查』中心所使用的最高『階』多『切』的機器，無法查出全身各部位可能的『病兆』，而諷刺該醫院診斷癌症不夠高標準。」

這篇文章的作者蔡哲雄教授，也是我的學長，畢業後在台大醫院內科做了一年住院醫師訓練後，到美國接受完整內科住院醫師訓練以及內分泌專科訓練，在紐約大學醫院當內科教授多年，回國服務已經二十多年。他雖然本身是內分泌專家，但他深信內科醫師一定要做好探問病史以及全身身體診察的基本功，他在這文章裡指出國內社會大眾迷失於「名醫」、「專家」以及「高科技檢查」所產生的問題。

兩位老醫師清楚地點出台灣今天的醫療危機。

許多醫師只看自己專門的器官，動不動就以各種儀器檢查取代醫師「探問病史」以及「身體診察」的基本功，而台灣社會又迷失於「專家」、「高科技檢查」，趨之若鶩地希冀「名醫」能夠「一眼就看出我的病」、「馬上安排高科技檢查」。然而當前的健保還能夠容許我們繼續看更多病人、做更多的高科技檢查嗎？

對當前醫療費用節節高升，但病人的診斷、治療與滿意度並不見得提升的台灣醫療危機，我們難道繼續束手無策嗎？

於二〇二一年四月發表

## 醫病易位對醫病關係的更深體驗

台灣醫病關係的惡化一直縈繞我心。

有些場合，我看到醫師一廂情願地想要勸服病人與家屬接受他認為最好的治療方法，但卻無法贏得他們的信任，甚至還被誤會醫院或醫師另有所圖。但我也從病人或家屬聽過或報章雜誌讀過，有醫界敗類在病人最需要專業幫忙時，做出令人齒冷的趁火打劫。

幾年前一位剛畢業的年輕醫生親口告訴我，他由充滿理想的憧憬，變為後悔學醫的心路歷程，使我悚然而驚。他告訴我，七年前考上台大醫學系時，高中同學們都非常羨慕他，想不到進入臨床以來，目睹學長姊慘遭病人或家屬的語言、甚至肢體暴力，老師因為醫療投訴，飽受精神折磨。他說他的高中同學現在非但不再羨慕，反而同情他，說到傷心處竟然在我面前掉淚。因為這位學生的「哭訴」，我們一群醫界老中青三代的有心人共同成立了【醫病平台】網路專欄，讓醫病雙方在平起平坐的共同園地分享彼此的看法，希望透過了解，改善台灣的醫病關係。

最近我以B型肝炎帶原者的身分，親身體驗到多年來照顧我的醫師，如何鼓勵我再接再厲，到第四次的停藥才終於達到可以不必再服藥的「根治」，使我心中充滿感激。由醫師變為病人的機緣使我對醫病關係有更深體驗。於是我邀請我的醫師廖運範院士共同合作，我由病人立場寫出我的感受，他以肝炎專家學者，用一般人可以理解的話語，解釋他對肝炎治療的主張。同時我深知這種「皆大歡喜」的醫療結果並不足以涵蓋醫病關係的探討，因而邀請了我的同學林信男教授，多年前在他事業巔峰時期，不幸發生視網膜剝離，而治療結果不理想，導致生涯規畫的改變。

就這樣，三位已超過或接近八十歲的老醫師，在【醫病平台】分享生病與治病的心路歷程。

賴其萬：廖醫師在我的肝炎奮鬥中扮演非常重要的角色。我們有過去的友情做基礎，加上他對肝炎的研究，以及他做研究的嚴謹、堅持，使我雖然在他的幾次指導下停藥失敗，我仍然尊重他的意見，從來沒有想過「另請高明」。我想，最重要的是我們之間的溝通管道一直暢通，我的遵醫囑性（compliance）是來自我對他專業的「信任」與「尊重」，而這正是醫病關係最重要的磐石。

廖運範：目前B型肝炎藥物治療尚未完善，科學家正在積極尋找像C型肝炎那樣可以幾個月用藥即痊癒的藥物，但可能五到十年內還難有這麼理想藥物。目前最好的辦法是醫病雙方溝通、合作協力，適時用藥壓制有破壞力的肝炎，也適時停藥讓病友的免疫力發揮驅逐病毒達到痊癒的效果。因為病友的免疫力扮演宰制病毒的關鍵角色，要記得每次就醫提醒醫師避用會壓制免疫力的藥物，尤其是類固醇，它另具使B型肝炎病毒巨量複製的作用，切記！切記！願所有病友都得到最好的醫療。

林信男：感謝所有照顧我的眼科醫師，若當年沒有發生嚴重的視網膜剝離和手術的併發症，我可能會繼續留在成大醫學院和醫院忙到退休為止。上帝似乎在通過此眼疾叫我停下腳步想一想。經過禱告反省，我決定辭去成功大學的一切職務回台北。從一九九〇年七月我重新回台大醫學院到二〇〇四年八月退休的十四年期間，我承接台大醫學院、台大醫院和台灣精神醫學會的各種任務。感謝上帝，引領我修讀神學課程，於二〇〇五年完成此課程，圓了我修讀神學的夢。從一九八九年底右眼出狀況到現在已超過三十年。我要感謝親人朋友不斷的關心、支持，特別是眼科醫師及時的醫治照顧。一路走來雖然有風有雨，你們一直牽著我的手，使我有力量與我的眼疾共舞。

我發現「信任」、「尊重」、「關懷」、「感恩」、「接受」是理想的醫病關係不可或缺的要素，身為醫師的我們，一定要「敬業」。同時也期待台灣的醫療政策與健保制度能改善，讓醫護人員有足夠時間看病，傾聽病人與家屬的聲音。

於二〇二一年六月發表

# 一封病人母親的海外來鴻

九月底我意外地收到一封自從二十三年前離開美國以後就沒有通過信的病人母親的電子郵件，使我深受感動，至今仍不時浮上心頭。

這位病人是我照顧了不只十年的年輕癲癇病人，這對父母每次看診時都是一起來，兩人對女兒無微不至的照顧給我留下很深的印象。病人有輕微的智障，好像中學沒念完，就改在家裡由父母自己教導，癲癇後來一直控制得十分理想。自從我離開堪薩斯大學醫院以後，就沒有通過信。

想不到這封信是因為當天她聽到當地的電視節目中提到台灣，而寫了這封讓我熱淚盈眶的信。簡單逐字翻譯幾句內文如下：

「你住在台灣很舒適嗎？你的父親還健在嗎？今晚電視報導中國可能對台灣動武，雖然沒有人敢斷言這會在什麼時候發生，但這將影響你的自由，是不是為了安全，你應該考慮搬回來美國？我記得你的孩子也都住在美國，是嗎？」她又說了一些客氣的問候，以及關心台灣新冠肺炎的疫情。最後說，她只是要告訴我，她聽了這電視消息，很替我們擔心。

隔天我回了信，告訴她我父親已於二〇〇八年以一〇一歲高齡過世，我非常慶幸自己在父親人生的最後十年有機會隨伺左右，因而也對老年的人生有更深的體會，我覺得當年決定離美返台是非常對的人生重要決定。我並且附了兩篇我最近寫的文章的英譯，一篇是幾個月前在《經典》發表的〈怎一個老字了得〉，一篇是有關呼籲台灣人團結對抗新冠肺炎而在《Taipei Times》發表的文章。

想不到馬上接到非常溫馨的回信，但最讓我感到尷尬的是，她更正了我記錯了她女兒的名字，而我也才注意到她拼錯了我的姓，寫成Dr. Lia（應該是Lai）。心想，二十三年是相當長的時間，我們都還記得彼此的情，這是一份因緣，想想在人生道上，我們得到了多少真正溫馨的回憶，這種情誼才是珍貴，姓與名記錯又有什麼關係？

這也使我想起了當年要離開美國時，在許多送別的餐會中種種令我感動的記憶，而讓我留下最深的印象是在一次上百人的病人熱情道別餐會上，我告訴大家，我之所以回國最主要是我要回去幫忙照顧當時已經九十一歲高齡的父親。會後病人與家屬排列在門口一一與我握手道別，有位病人要我務必轉告我父親，「你打贏了我們，我們都知道你比我們重要。」緊接著有人幽默地加了一句，「但這還不足以構成醫生『遺棄』病人的正當理由」，引起哄堂大笑。

想到這裡，不覺想起回國後還不到一個月，小偷趁著我們週末回台北探望父親時，闖入我們在花蓮吉安鄉的透天房子，拿走了許多貴重物品，而最讓我痛心的是，我所有在離美前的送別餐會的錄影帶、錄音帶與錄影機都被洗劫一空。

最令人懊惱的是，我事後才想到當時為了將這些珍貴的記憶永遠保留下來，我在這送別的場合，一心只想專心錄影，而沒有坐下來，好好看他們對我說話的神情、聽他們向我表達的話語。當這些我以為留在影片上的永恆記憶，一夕之間人間蒸發時，才發現自己當初這樣做是多麼粗暴無禮，同時也得到一個難忘的人生教訓，「我不應該只為了將來的回憶，而犧牲了當下的感受。」

我這才領悟，真正能保留珍貴的記憶，並不是聲光的錄音錄影，而是事件發生時當場全神貫注的享受。同時，如果事後能夠在日記、與家人親友剖心剖腹的信件或散文、詩歌抒發自己的感受，最能喚起封塵多年的記憶。

記得家母在過世前一再叮嚀，父親最喜歡看我的信，但我寫的字實在讓他們眼瘦頭痛，因此勸我學中文輸入法，用電腦寫信給父親，而後我做到了，直到六年後回國才停止寫信。

後來我將這些家書的文字檔與前輩作家李喬先生分享，在他的鼓勵下，這些信在天下文化以《醫師的深情書》出版。今天因為這位病人母親的來信，使我找到這本書皮發黃的舊書，重溫回國前寫給父親的最後幾封信，喚起歷歷在目恍如昨日的記憶……

於二〇二二年一月發表

# 真實故事在醫學教育的價值

最近在【醫病平台】發表了一篇文章，談及自己初到美國時，深深感受到語言溝通的困難，嚴重影響到醫病關係。想不到一位過去教過的學生，來信說他看到這篇文章十分感動，「我想起以前教授在課堂上說過Charley horse的故事，很有啟發性」，使我忍不住寫出這篇文章。

這位學生提及的「故事」發生於我剛到美國沒多久，我為一位病人做腰椎穿刺（lumbar puncture）時，在局部麻醉下將腰椎穿刺的長針插入病人背部時，他突然迸出一句「Oh, Charley horse」。

由於做這種手術時，病人是側躺在床上背對著醫師，所以彼此看不到臉部表情，而偏偏在這關頭，醫病雙方發生語言溝通的困難。我一時愣在那裡，想不通他講這句話的意思。我知道horse是「馬」，但我停下來左顧右盼，怎樣也無法理解在醫院這環境怎麼會冒出與「馬」有關的話。再三思量還是不解，只好繼續穿刺的手術，看得出病人非常不滿。

我在做完穿刺後，囑咐他需要絕對臥床六小時以免腦脊髓液滲出而引起「脊椎穿刺後頭痛」。他一直餘恨未消地喃喃自語：「你怎麼可以在我告訴你我有Charley horse時，還繼續做穿刺！」

我回到醫護站將抽出的腦脊髓液分別裝入不同試管，貼上送往感染科、生化科、細胞檢查的標示以後，我禁不住問一位護理師，Charley horse是什麼意思？她好奇地問我，為什麼突然問這美國人慣用的俚語。我告訴她整個情形，她驚訝地說這句俚語意思是「抽筋」，而我在這種情形下，還繼續做穿刺的手術，難怪病人會生氣。我聽了之後非常不安，忍不住問她，「你們美國人怎麼會把這叫做Charley horse？」她靦腆地回應，「我也實在不能怪你。」

我自知理虧，趕往病房向這病人道歉。他雖然不再咆哮，但仍忿忿不平地說，「身為醫師居然不懂『肌肉痙攣』，誰相信！」我誠懇地告訴他，我才到美國幾個星期，真的沒聽過這句美國俚語，我實在很抱歉在他說 Charley horse 時，卻不知道他發生了腳抽筋，早知道他的意思，我就應該馬上停止腰椎穿刺的手術，我為此鄭重向他道歉。接著我誠懇地問他，「以一個剛到美國的外國醫師，我真的沒聽懂這話，不知你可否教我，為什麼美國人是以這句話來表達腳抽筋？」這年輕病人突然一改憤怒敵視的態度，滿臉羞慚地說要下床向我道歉。他的誠意讓我一時有說不出的感動，我趕緊制止他，請他躺下來，以免引起頭痛，同時因為自己所做的事羞愧得流下淚來。

這病人很誠懇地說：「我實在不應該怪你，我只因為我們從小就這麼說，就以為大家都知道。」就這樣，我學到了抵美後的第一句美國俚語，也領悟到必須了解病人的母語，才有可能做個將心比心的好醫師。

幾年後我祕書是一位退休的小學老師，對英文非常有造詣，有一天我問了她 Charley horse 這俚語的出處，她一時愣住。想不到一星期後，她送了我一本美國俚語典故的小冊子，書中夾著一個標籤，上面寫「謝謝你使我有機會學到 Charley horse 的典故。」原來是一位美國二十世紀初期的棒球明星 Charley 在賽馬場賭馬時，他所押賭的馬在快到終點時因抽筋跌倒而輸了賭注。因為他的知名度，這故事一時傳為佳話，而化為這句家喻戶曉的美國俚語。

感謝這位學生仍記得我二十多年前上課時與他們分享的真實故事。我希望，這故事可以提醒我們醫療團隊，醫病之間使用彼此聽得懂的語言非常重要。不要忘記，台灣還有些老一輩的病人可能只聽得懂他的母語（福佬、客家或原住民），但我們年輕的醫師與醫學生在習醫過程中，除了「知識」、「技術」之外，是否因為「態度」的重視，而學會尊重病人的母語？

維基百科談到故事對於研究歷史上文化的傳播與分布具有很大作用，而提到「說故事是普遍存在於人類文化的現象」，也就是說，說故事是普世文化的通則之一。我們醫學教育哪能不重視故事呢？

於二〇二二年四月發表

# 以「每個病人都不一樣」的心看病

記得前幾天一位過去的學生來信敘舊，問了我一句話，「老師，你看病多年，是不是有時會覺得『怎麼又是一樣的問題』而感到厭煩。」我不覺反問這個「中生代」的醫師，是否行醫已有「每個病人都一樣」的疲憊厭倦之感，因為這是目前國內外醫學教育最擔心的發生於醫護人員的「耗竭」（burnout）。還好，他並沒有我所擔心的其他症狀，於是我與他分享一個多年前幫我「開竅」的真實故事。

這是一位我們醫學上稱之「疑病症」（hypochondriasis）的病人。他告訴我一大堆的「症狀」與自己擔心罹患的各種「疾病」，醫師們做了一大堆的檢查，抽血、X光、電腦斷層、核磁共振，「但沒有一位醫師診斷出我的病」。我聆聽他的病史，做完神經學檢查，也沒有發現什麼異常，於是我告訴他，「你已經做了這麼多的檢查，看了這麼多的醫師，為什麼你還要繼續找會發現你有病的醫師？」想不到他的回應竟然是，「請問還有什麼檢查我還沒做？」這種病人很容易使醫師心煩氣躁，醫病雙方不歡而散。

那天我決定看看自己是否能夠替這一位無助的病人做點什麼。我告訴他，我也曾見過像他這種病人，自己一直以為有病，不信任認為他沒病的醫師。但我願意跨過醫病之間的鴻溝，與他分享過去發生在我自己的經驗。

當我們的小兒子還不到一歲時，內人注意到小兒子在吸奶時，左手會一陣陣地抽動，而擔心這是不是局部癲癇發作。由於她本身也在台大醫院接受過完整的神經精神科四年住院醫師，聽她這麼一說，我也緊張了起來，當時我在明尼蘇達大學醫院當癲癇專研醫師訓練，我馬上打電話給小兒科朋友，安排了小兒神經學教授進行門診。問過病史，神經學檢查一切正常，費了很大的工夫，又哭又鬧地做完腦波檢查也正常。複診完後，朋友告訴我，已經照教授的意思開了處方放在這信封內，回家再開封。回到家，我們夫妻倆迫不及待地打開信封，想不到這處方紙上寫的竟是"tape mom's and dad's eyes"（給爸爸媽媽戴上眼罩），那瞬間對這種美式幽默有說不出的失望，甚至憤怒。

幾天後我們也想通了，當摯愛的幼兒發生我們無法解釋的症狀時，我倆一下子就想到是不是大腦不正常放電引起癲癇。在檢查正常後，我們非但沒有放下心，反而懷疑醫師沒有用心。但後來事實證明了醫師的專業經驗是對的，之後小兒子再也沒有問題，是我們全家最健康的運動健將。這也使我深切了解，醫病之間在面臨病痛時，許多認知的不同，常會導致溝通的困難。

這病人聽得目瞪口呆，我告訴他，過去我披上白袍，聆聽病人或家屬訴說他們的問題時，總是以批判的心態，聽不到幾句，就開始不知不覺地以「過去的經驗」、「書上的知識」或甚至「直覺」給予「診斷」、「治療」，以為病人與家屬就會滿意地離開門診。但自從這發生在家人的切身經驗，「同理心」使我成功地跨過醫病之間的鴻溝。

我對這位我無法說服的病人說，「沒有病」的診斷可能讓他無法接受，不過我深知「每個病人都不一樣」，也許我還沒完全了解他的問題，但我願意幫忙他。我勸他先不要再一直以為自己有病，繼續逛醫院或亂服藥，要相信自己是健康的，每天開始過正常上班的日子。

但為了安他的心，同時也安我這看不出他有病的醫師的心，雖然我不開藥，也不再安排檢查，我希望三個月後他願意再回來讓我評估。如果到時他已經一切康復，可以來電取消門診，但務必留個話，讓我放心。

想不到這一招非常有效，三個月後他出現在門診時，幽默地告訴我，他只聽我一半的話，正常上班不再逛醫院，但他沒有取消今天的門診，因為他希望讓我看到他健康快樂的樣子。他說「你可以繼續用這種方法幫忙病人，耐心聆聽，仔細檢查，甚至與我分享你的故事，我信任你。」

「每個病人都不一樣」，是我繼續行醫樂此不疲的祕訣。

於二〇二二年七月發表

# 醫者看人生與自省

# 整理書房有感

最近醫師辦公室即將搬遷到新大樓，而新的辦公室再也沒有藏書的地方，所以我必須整理家裡的書房，騰出一些空間，讓放在醫院的書有個新家。同時自己也已經好幾年沒有清理家裡的書房，於是在一個難得的不用開會的週末，下定決心，把荒廢多年的書架，與散布在地上、桌上凌亂的書籍、資料，做一番整理。想不到兩天的書房奮鬥，竟然有喜有悲，而更深入地了解自己。

做夢也想不到的是我竟然找到了一些自以為遺失而懊惱的「寶藏」，這種失而復得的喜悅，真是始料未及的收穫。我找到了去年至英國演講所蒐集的有關台灣醫療與醫學教育的資料，及幾年前參觀香港大學醫學人文教育課程改革的豐富資料。不過看到了港大的資料，不覺想起當初邀我訪問港大的病理科陳教授，幾個月前突然過世，使我深感人生的不可逆料。他與我深談他在港大醫學院別開生面的醫學生必修課程「正念」（mindfulness）的身影又再度浮現心頭，久久未能釋懷。

在整理書房中，也找到了一些久未聯絡的故人資料。一對與我在美國同一所大學醫院服務的內科教授夫婦於去年聖誕節的來信，詳述他們這十幾年來，退休以後所成立的慈善事業的發展，以及最近出書的經驗，讓我深受感動。而最令人傷感的是，當我翻到成大林教授幾年前在他們校刊的一篇紀念黃崑巖教授而種植「習醫之樹」的報導時，竟然激起我想與黃教授的遺孀謝惠美醫師分享的衝動，但瞬間又回到痛苦的現實，黃太太已於最近仙逝，心中不禁感到無限惆悵。

在整理書房的過程，我駭然發現這幾年來，自己的興趣與價值觀的改變，明顯地影響了個人收藏的優先次序。一些過去自己所發表的醫學方面的論文複印本一直隨著我幾年來由美返台、由花蓮搬回台北、由台北搬到淡水，現在卻毫不遲疑地丟進垃圾桶，因為這些大多在網路上可以找到電子檔。回國以後擔當各種不同工作崗位的名片、開會資料以及過去珍藏的照片，也都毫不猶豫地往垃圾桶丟。

對於自己過去珍藏的東西如今竟棄之如敝屣的態度轉變，我也深感不可思議，但我深信自己並非「喜新厭舊」之徒。因為當我找到過去收集的名言佳句、失聯多年老友的通訊資料、一些使我重溫舊夢的書信，說實話有些早就該丟掉的，但我還是不忍心丟棄，也只好自我解嘲地說，「隨著年紀腦力漸漸衰退，如果不保存下來，這些記憶將永遠叫不回來。」

最令我感慨不已的是，我找到一些自己過去手寫的筆記、便條、幾篇寫好但未曾發表的呼籲或諫言（罵人的話），其中不乏「憂國憂民」的話語，使我深感自己回台這幾年已不再是躲在象牙塔的人。然而我也發現這些過去盡心想做的改變，大多沒有實現，令我不覺發出「宰相有權能割地，孤臣無力可回天」的慨嘆。

對我這種「愛書人」而言，在整理書房的過程中，最難受的就是「丟書之苦」。看著自己好幾次從垃圾堆中又撿回來的書，不禁想到，一方面丟書，一方面看到書又想買，是多麼矛盾！丟書時對自己說，「書沒有必要留，上網就可以看到，這種東西生不帶來死不帶去，丟！」但當我被一本書所吸引時，又覺得非擁有不可，而買來後也不見得會讀，那時我又會自圓其說，「好書如果不買，就可能永遠不會讀。而一旦買來，也許不會馬上看，但是因為擁有它，總有一天它會在書架上向我招手。」

記得以前曾經讀到《三國演義》，曹操攻打袁紹，久攻不下，但又不甘願撤兵，而遲疑不決時，士兵問他當晚的暗哨口令時，他正在喝雞肋湯，就隨口回答「雞肋」，而「雞肋」一詞從此就代表「食之無味，棄之可惜」。整理書房，才深深體會到我有太多的「雞肋」，也才更領悟出人要捨得，「有捨才有得」。

書房經過這場「浩劫」，騰出一些空間，可以容納辦公室的書，這時我才想到我的腦子也應該忘掉一些不愉快的記憶，才有空間，可以迎接往後的新知與正向思考……

於二〇一六年十一月發表

# 杏林筆記2新書發表會

十二月三日經典雜誌社在徐州路的市長官邸為《杏林筆記2》舉行了新書發表會。我在王志宏總編輯的致詞之後，介紹這本書的三個主題：

第一部分是「醫生與病人、家屬」：

「醫病關係」是我長年關懷的議題，但這幾年來深深感到不只是醫生與病人的關係，我也從病人家屬，尤其是重病或已過世的病人，學到許多珍貴的經驗。

第二部分是「醫師的培育與人文教育」：醫學教育亟需注重同理心與人文關懷，使年輕的醫生、醫學生可以加強與病人及家屬的溝通與關懷。同時我們一方面鼓勵醫生要有醫德，但社會大眾也需要有「病德」，這樣才能使有理想的年輕醫生堅持做對的事。我們衷心希望台灣有更多的病人願意接受醫學生參與照護，使他們學到臨床醫學的精髓。

第三部分是「醫者的自省與生老病死的沉思」：醫生披上白袍後，常不知不覺漸漸失去謙沖，因為醫師常常只看到感激的病人回來看我們，卻無從由處理不當而另覓高明的病人得到自我檢討的機會。因此「自省」是醫者不能不重視的修養。接著我邀請幾位醫師與非醫師的朋友交錯上台，分享他們對行醫與就醫的經驗，以及一些我們彼此的回憶。

黃富源教授是台大醫學院早我一期的學長，是一位做事非常認真，小兒科醫生公認的楷模。他很誠懇地引述我書中的某些話，同時更讓聽眾動容的是他以耿直的性格，對當前醫療政策以及社會大眾對醫師的不尊重發出正義的怒吼。

師大音樂系退休教授曾道雄引述好友黃達夫院長曾經用英語「Lost Cause」（絕對沒有成功，註定必然會輸的活動）來形容醫師的工作。曾教授語重心長地說：「醫生們明知最後結果，仍努力奮戰，在我們生病到死亡的這段時日，您們減少我們的痛苦，延長我們存活的時間，更重要的，帶給了我們生命的希望。您們看似Loser，但其實是個Winner！我謹代表病家向會場的醫師們致謝。」

宋維村教授是我中學時代低我兩班的老友，後來進入同一所醫學院、醫院、神經精神科。他提到高中時，我們同時參加當時剛創立的以「己立立人，己達達人」的觀念而成立的「立達會」。維村兄非常感性地說，我們醫生所做的事情好像就是朝著「己利利人、己達達人」的理想去幫忙病人、啟發學生。

資深藝術家周月坡老師，與大家分享作為病人母親的體驗。她的女兒從小因發高燒後罹患很難控制的癲癇，她深深了解病人家屬與醫生互動的重要，並且利用這機會追念她非常感激的幾位醫生。她感慨地說，有時看到自以為是的病人對醫生的粗言粗語及傲慢態度，連她這種非醫療專業的人都覺得難以忍受。

劉家正醫師是我中學最要好的同學之一，他現在是台灣基層醫療協會理事長。他以個人行醫四十幾年的經驗，分享開業醫生一天看一百多個病人的不得已的苦衷，並分享一些我們過去共同的回憶。

張秀蓉教授十幾年前由台大歷史系退休以後，幫忙台大醫學院整理出許多重要的醫學史料。她分享自己有次生病住院，因為冰枕破掉，整個床位、衣服都溼透，而按鈴向護理人員求救。想不到遭到一句非常粗暴的話，「這是半夜，你沒有家屬嗎？」，使她深深感到醫療人員應該要有同理心，「如果當時我是一位獨居老人的話，這句話會有多大的傷害？」

最後輪到我大學同窗七年、住院醫師四年、主治醫師一年同甘共苦的前台大醫院神經精神科主任林信男醫師發言。他與大家分享我們年輕時的趣事，最後語重心長地說：我們常說「教學相長」，但事實上「醫病相長」也是一個很重要的觀念。

已經為這本書寫序的台大醫學院張上淳院長，本來因為主持醫學會議不能參加，居然在開會的空檔，現身說了幾句話，他的誠意使我感動萬分。

晚上回到家，靜坐書房沉思，突然想到如果一九九八年沒有決定回台，而繼續留在美國，今天我就沒有機會享受這種「成就感」。不覺想起《阿甘正傳》裡的一句話：「人生就像一盒巧克力，你永遠不知道拿到的會是哪一種。」今天這個發表會，才使我發現我的盒子裡有非常好吃的巧克力。

於二〇一七年一月發表

# 與老友談宗教

一個月前我受邀到彰化基督教醫院參加一場別開生面的演講會。他們安排我與摯友林信男教授同時到該院進行有關醫學人文的演講。我的題目是「醫學人文概論：人文篇」，而我講完後由林教授講評。大家吃過便當之後，參加醫院醫師團契，由林教授主講「宗教篇」，而他講完後，由我負責講評。

我與林教授大學同學七年，而在服完兵役後，一起進入台大醫院接受神經精神科住院醫師訓練。

當時台灣神經內科與精神科同屬一科，而台大醫院神經精神科最後一年只留一位當總住院醫師，我們兩人竟然有幸成了該科有史以來第一次的兩位總住院醫師，而後兩人也都留下當主治醫師。我當了一年主治醫師以後，內人也做完總住院醫師，我們夫妻就一起出國進修。三年以後台大神經精神科也終於分成兩個獨立的「神經內科」與「精神科」。

我在美國二十三年，一直與林教授保持聯繫，而回國後我們又常在一起，也做過彼此演講的聽眾，但我們卻從來沒有做過彼此演講後的講評，更不用說在同一天裡，彼此互換角色。想不到經過這場不尋常的演講會，我們都聽到一些過去沒有談過的內容，而對彼此的了解更上一層樓。我今天特別想要在這裡談的是林信男教授說到的宗教觀，使我聯想到一些有關宗教方面的心得。

林教授在演講中提到他的特殊靈性經驗。一九五一年他父親罹患急性腸道炎，一直嚴重腹瀉而過世，這應該是非常痛苦，但佛學修養非常深厚的父親卻因為宗教的信仰，使他在人生的最後幾天一直呈現愉悅的面容。父親過世以後，母親在鄰居的引領下成為基督教徒，而全家也由佛教轉為基督教。他母親在一九八六年因骨髓喪失造血功能，持續出血不止，而直到最後時刻，仍能安詳、堅定地告白她的信仰而離世。接著一九八九年林教授自己因視網膜剝離以及併發症，而前後接受過三次手術，在第二次手術前，牧師為他禱告，禱告後他經歷到從未有過的寧靜與安詳，這些經驗使他體驗到宗教對心靈的影響。

當我做講評時，我坦言自己到目前七十幾歲還是沒有宗教信仰，但我不是「無神論者」（Atheist），我是「不可知論者」（Agnostic），而我雖然心中沒有特定的神，但是我發覺當自己需要幫忙時，我也會祈禱。最後我與大家分享一個令我非常感動的故事，這是我大學三年級修德文課時，讀到的《智者納坦》（*Nathan the Wise*）裡發人深省的寓言。

一位很成功的商人，因為擁有一枚可以致富的魔戒，使他在商場上無往不利，但當他年老時，他因為無法決定該把這枚戒指傳給三個兒子中的哪一位而感到苦惱。

他的朋友就幫他找了一位鬼斧神工的金匠，幫他打造另外兩枚與這魔戒一模一樣的戒指。就這樣子他分別對這三個孩子交待，他之所以這麼成功是因為有這個魔戒，但因為只有一個，所以他決定給這個兒子，但希望他能夠在兩個兄弟需要幫忙時伸出援手。

父親過世後這三個兒子事業都非常成功，直到有一天當大家聚會時，大兒子深以自己獨享這個致富的魔戒而不安，因此他向兩位弟弟坦承父親對他較為厚愛，而他現在願意把這戒指轉送給他們，結果三位兄弟才發現，大家都擁有一樣的戒指與一樣的心願。

本來非常和諧的兄弟們，竟然為了戒指孰真孰假而爭吵，這時當年向父親獻策的朋友出現，與他們分享當年他們父親的用心良苦，希望他們三兄弟能夠領會父親的愛心，而深信自己的戒指，繼續過他們的生活。

這個故事的最後，出現一句話：「你想知道這三個戒指的名字嗎？他們是『佛教』、『基督教』、『伊斯蘭教』。」

我非常喜歡這個故事，我說，我雖然沒有宗教信仰，但我覺得還是有這樣子的一個戒指在我心裡。

那天回台北的路上，我們兩人才發覺，雖然彼此友誼幾近半世紀，但透過這場演講會，我們更認識了彼此。

於二〇一七年五月發表

# 一群老人與我分享的人生智慧

最近利用到加拿大蒙特婁開會的機會，先到溫哥華、渥太華拜訪表兄、表姊妹。屈指算來，我們兩家人最後的相聚已是將近三十年前的往事。當時我們住在美國，帶著由台灣來訪的父母與大姊一起到加拿大拜訪六姨全家人。物換星移，如今六姨、姨丈、我父母都已經過世，而他們家最小的表妹也已年過七十，令人不勝唏嘘。

我先到溫哥華拜訪與我同歲的小表哥。他事業有成，退休以後，夫妻倆從不因病痛的憂心，而影響退休後閒雲野鶴四處旅遊的夢。他們繼續倘佯於文藝、公益，瀟灑過神仙生活。他帶我去拜訪一位醫學院早我十二屆的學長，這位醫師退休後歷經中風、兩種癌症，以及被診斷為類似「漸凍人」的運動神經元疾病，以致於這幾年來都以輪椅代步。雖然病痛纏身，他還是對生命保持樂觀，他與我分享一本他正在看的書《好死：為我們的最終選擇作最好的打算》（*A Good Death: Make the Best of Our Final Choices*），作者桑德拉．馬丁（Sandra Martin）是位名記者、專欄作家。他認為這本書寫得非常好，提醒人們在接近生命末期時，還有許多可以思考、選擇的空間。他談到死亡時，絲毫不帶悲傷、恐懼，只希望能有尊嚴地活完這趟人生。與我們一起拜訪這位學長的有一位與我同齡的當地學校老師，一生淡泊名利，退休後全心投入安寧照護的志工團隊，最近曾回台在羅東聖母醫院服務一段時間，並出版了一本介紹安寧照護的好書。他給我的印象是謙沖、知足，了解死亡而能坦然以對。

接著我到渥太華，拜訪兩位表姊與一位表妹，她們在機場爭相幫我拿行李，因為表兄從溫哥華特別交待姊妹們不要讓我拿行李，是考慮到因為我的肩膀受過傷。大家親切關懷之情溢於言表。久未謀面，發現彼此都變老了。

大表姊很明顯地，心智變得遲緩，但表姊夫不忍心讓她閉鎖在家，而費盡心力找機會帶她出門，但也看得出他因此而心身俱疲。二表姐與她先生鶼鰈情深，深為眾人所羨慕，但不幸地，表姊夫幾年前因大腸癌復發而過世，事隔多年，她還是無法跳出哀傷幽谷。還好最近因為女兒生了孩子以後，新生命的降臨給她帶回對生命的熱情。當晚她以電子信件與我分享今年四月底在《經濟學人》所登載的三篇有關現代人對生命終點的看法，使我獲益良多。當我們在火車站分手時，她送我一本《懷念台灣》，是二〇一一年加拿大台灣同鄉會的年報，其中有幾篇文章追念二〇一〇年過世的兩位過去傑出會長：林宗義博士與表姊夫。在車上看了二表姊追念亡夫的文章，使我熱淚盈眶不能自已。

最小的表妹是三姊妹中最活力充沛的「老人」，她與曾經回台執教將近十年的先生對台灣做了不少貢獻。我親眼看著這位「年輕的老人」熱心照顧兩位「較老的老人」姊姊，使我深受感動。

久別重逢，大家也談到已過世多年的大表哥。他晚年罹患「漸凍人」所表現的堅忍與勇氣，以及我見證到他對所有的治療決定都保持主動積極的參與，實在令人難忘。從家人口中，我也才知道當他面臨人生終點時，他的家庭醫師成全他的「何時」、以及「如何」離開人間的願望，這恐怕是台灣人民目前仍無法享受到的權利。

透過這一群共度童年情如手足的表兄姊妹的「生」、「老」、「病」甚至「死」，給我許多啟示，謹在此簡單整理出如下：

面對自己或愛人的「老」、「病」，要心存「希望」，不能因為擔心可能發生的不幸，而看不到自己擁有的幸福。

要享受「老」，就要能經得起心愛的人先你而去的考驗。唯有坦然接受愛人的「死」，才有可能做個「快樂的老人」。

最後，我想到年過八十而仍每天晨泳，非常健康快樂的大哥。他幾年來透過童年摯友經歷的「生」、「老」、「病」、「死」，慨然道出充滿睿智的願望：「生得健康、老得快樂、病得短暫、死得乾脆。」並附帶一句真情流露的話：「願太太先我而去，不必讓她經歷喪夫之痛。」

我何其有幸，有這麼一群老人與我分享這麼美好的人生智慧！

於二〇一七年六月發表

# 感恩目前 珍惜將來

前些日子我有機會透過非常不尋常的一天，領悟出過去從來沒有想通的「人生大事」。

前一個晚上下班回家，身體感到十分疲累，所以不經意地量一下體溫，竟然發現有微燒（38.9℃），但也沒有其他症狀，想想大概是感冒，就早一點上床。隔天起床一切正常，但為了安全，我上午看門診時還是戴上口罩，快到中午時突然感到寒顫，一起工作的護理同事說冷氣並沒問題，她幫我量了體溫，赫然又是38.9℃。她很熱心幫我掛號，讓我在看完門診之後，下午可以看一位感染科同事。

醫師發現除了發燒以外，身體診察、胸部X光片、抽血都沒問題，也做了流感快篩、血液細菌培養。想不到回到辦公室，就接到醫師來電，A型流感快篩呈陽性反應，囑咐我務必居家隔離四十八小時，並開始服用「克流感」。我就戴上口罩，默默地坐在辦公室，等候已約好的兩位國外回來的中學摯友來訪。

一位是高中同班的摯友，他長年住在國外，幾年前大妹被發現大腸癌而來本院開刀，之後有一段時間失去追蹤，後來發現癌症轉移，才回到本院接受化療，但反應並不理想。

他愛妹情深，與夫人決定將他們的工作做了處理，前天回到台灣，打算與妹妹共度她人生的最後時光。

今天下午他們夫婦陪妹妹來看安寧團隊門診之後，妹妹的女兒帶病人回家，而他們就到辦公室找我。他與我過去是無所不談的知己，但也有一段時間沒見面。他們對病人的情況相當了解，只是想與我宣洩心中的不捨以及探索是否還有可能的「奇蹟」，而當我發現他的大妹與我唯一的妹妹年齡相近時，更是百感交集。

接下來即將來訪的是我的初中摯友。我們從童軍小隊露營以來，就一直是莫逆之交。大學畢業後他到國外經商非常成功，想不到他的長子一年半前被發現腹部有惡性淋巴瘤，回到國內在我的同事專心照護下，最初對化療有非常好的反應，但後來病情開始惡化，而在友人的推薦下，到波士頓接受新藥臨床試驗。想不到抵達美國以後，身體情況更趨嚴重，已不符新藥實驗條件，後來接受另種化療後，稍有起色，但因為不良反應而使病情急轉直下，意識不清，最後以醫療專機從美國送回台灣。想不到轉入我們醫院加護病房後，居然慢慢康復到可以獨立步行而出院。

病人與家人都了解這只是短暫的改善，他還是需要考慮更根本的治療。最後病人本身選擇接受骨髓移植，而他定居美國的妹妹也證明是適合的捐髓者。但很不幸地在骨隨移植後，病情並沒起色，而目前正在加護病房急救。朋友的夫人與媳婦都留在台灣，但他本人因事業仍須兩地奔波，昨晚深夜回國，約好今天下午與我見面。

送走妹妹病重的同學後，這位兒子重病的同學來電，說是因為交通的延誤，將會遲到。我也告訴他，我剛被發現流行性感冒，深怕萬一他來看我而染上感冒的病毒，對他剛接受骨髓移植，身體毫無免疫力的兒子將是非常危險。

就這樣子，我們決定不見面。但電話中的深談，使我感受到友人對即將面臨的「白髮送黑髮」，充滿不捨與哀傷，同時也因為發現彼此孩子的年紀相近，更讓我們不甚唏噓。

看著兩位摯友的至親正面臨無法逆轉的生命終點，不覺想到自己不管現在身體多不舒服，但這是很快就會好的感冒，我還有「將來」可以憧憬。但眼前這兩位摯友的至親卻已經沒有了「將來」。人生有許多無法避免的考驗，我們不只都得面臨自己生命的結束，更困難的是，我們還有可能需要面對像兩位摯友所經歷的「深愛的人早你而去之痛」，而這是人生不可能準備好的將來……

我的職業使我很早就接觸到別人的生死別離，但這一天「濃縮的人生」，使我了解，人生最重要的就是先父生前常掛在口邊的「感恩」，而不覺寫出我的心得，「每天晚上睡覺前，要感恩自己擁有的『目前』；每天清晨醒來時，更要珍惜自己還擁有的『將來』」。

於二〇一七年九月發表

# 希望、信心、奇蹟

上個月我以〈感恩目前珍惜將來〉在《經典》的【杏林筆記】專欄寫出兩位摯友的至親即將面臨死亡所帶給我的諸多感觸，之後沒幾天摯友的兒子就過世了。由於出國在即，無法參加喪禮，所以提前到靈堂致意。我眼睛盯著這位英年早逝的年輕人的照片，心中百感交集，沉默良久，引起全程陪我的摯友好奇地問：「你與他說了些什麼？」

之後我與內人離開台灣，與幾位國際友人，趁著到赫爾辛基開會之前，到波羅的海三個國家，立陶宛、拉脫維亞、愛沙尼亞遊歷一星期。到了立陶宛首都維爾紐斯（Vilnius）時，導遊帶我們去看著名的聖彼得與聖保羅大教堂，在教堂前的廣場有一塊地板，畫了一個大圓圈，裡頭刻印一個字「STEBUKLAS」，導遊解釋這個立陶宛文的意思是「奇蹟」，同時邀請我們站在這個圓圈裡，原地轉三圈，奇蹟就會出現。當時，我馬上想到最近有幾次與摯友的孩子談到醫療有時會碰到「奇蹟」，一時心濤洶湧，不能自已。

他從二〇一五年十二月發現惡性淋巴瘤以後，就回到台灣治療，前後住院多次，記得他最後一次奇蹟式地由加護病房轉到一般病房時，我與他分享我當時正在看的一本新書，《休克：由醫師變為病人的旅程：我學習到現代醫學的缺乏人性》。作者Rana Awdish是一位女醫生，經歷幾場大病，包括敗血性休克、失血性休克以及過敏性休克，多次徘徊死亡邊緣。書中最令我感動的是最後的幾句話，「『希望』就是訓練我的眼睛可以在黑暗中看到火花，而『信心』就是能深信，不管那火花多小，仍足夠照亮前面的路。」我把這幾句話印出來貼在他床頭，叮嚀他不要忘記「希望」與「信心」。

我與他的最後一面，是他即將轉入隔離室接受骨髓移植之前。我又提到「奇蹟」，希望他不要放棄「希望」、「信心」。我告訴他，我非常羨慕他能夠在生病過程，自始至終了解自己的病情，也由網路瀏覽了無數中英文的相關文獻，最後勇敢地決定接受勝算不大，但卻是唯一希望的骨髓幹細胞移植。同時我也告訴他，因為他在骨髓移植之前，就需要服藥抑制他的免疫系統，以避免自體破壞新移植的幹細胞，所以這段時間他的免疫系統將會變成非常脆弱，而需要與外界隔離。我本身所學與他的癌症相去甚遠，所以此後雖然我會與他的主治醫師經常保持聯繫，但可能將有一段時間不會去看他。談話之間突然浮現出一種「風蕭蕭兮易水寒，壯士一去兮不復返」之感。

記得當天晚上獨坐書房時，非常感慨自己行醫這麼多年，居然還會有這種「非專業」情緒反應，而感到羞愧。記得在他過世前，我又因染上感冒更不敢進去看他。我曾到加護病房的隔離室外，隔著窗子看他，也看到了摯友的夫人在裡頭，全身披掛無菌衣物，無語凝視愛兒的茫然，心中更是不忍。

出國回來後，我再打開摯友在愛兒過世前的最後幾小時與我在LINE的對話，深深感受到摯友瀕臨「白髮送黑髮」之痛，由哀傷、怨恨，漸漸學會接受不可避免的命運。最令我感動的是，他主動對愛兒的勇氣、堅持表示由衷的佩服，而最後寫道，「我認為小孩根本就是來報恩的，四十七年前他讓我初為人父，享受著照顧他、看著他成長，一起歡樂，一起面對挫折，成人、結婚、生子，又讓我五十六歲就『成公』，同學中應該沒人趕得上。我們甚至偕手造就了成功的事業與財富，現在他功成身退，不得不離開我身邊，留不住唯有放他走，留下的是對他無盡的思念與感激。」再讀此信，感受到老友心情漸趨平靜，也讓我看到這位過去馳騁球場個性豪爽的老友又再度殺出重圍，讓我由衷地為他高興。

誠然「白髮送黑髮」是難以接受的現實，但從摯友心情的轉換，使我領悟到，這固然對白髮人是非常無情的打擊，兒子最後卻使他有機會，由憂傷的深谷，透過思念與感激，轉念間人生更上一層樓，這何嘗不是「奇蹟」？

這就是我當天在他靈前佇立良久，想與他說的心語。

於二〇一七年十月發表

# 回顧、當下與前瞻

前幾天好友寄來一則「聯合國世界衛生組織對年齡劃分標準的新規定」，雖說內容有悖常理，且已經證明為以訛傳訛的網路消息，但「中年人是六十六歲到七十九歲」的這句話卻帶給我這「伏櫪老驥」一陣興奮，開始構思「中年」的最後幾年還想做的事。

回顧：一九九八年當我結束在美國二十三年的行醫與教學生涯，回到台灣以後，我每一年都會整理思緒寫出回國又一年的感觸，一直寫到第十年。今晚當我瀏覽這幾篇文章時，我特別注意到二〇〇八年所寫的這一段話：「……清晨在台中東勢林場獨自雨中漫步時，心中默默許願，希望有生之年能在醫生的養成教育裡，特別是在改善醫生與病人的關係方面多做一些努力，並且可以在改善社會大眾對醫療品質的觀念與看病的態度盡棉薄之力，做到宋瑞樓教授所常說的『我們要替台灣的社會培養聰明的病人』。朝著這些方向，我希望往後的日子我可以找到更具體的目標，而讓自己的人生過得更有意義。」

當下：我很高興發覺自己仍然朝著這方向在努力。我們一群有心人經過多次討論，終於在二〇一六年六月一日開始在《民報》成立網路專欄【醫病平台】，以每星期出刊兩次的方式展開我們促進醫療團隊與社會大眾溝通的努力。星期二由醫療人員執筆，星期五由社會人士（包括病人、家屬）執筆，彼此分享個人行醫與就醫的經驗、心得，並提出改善的建議，希望透過醫病雙方的了解，重建彼此的尊重與信任。以下簡單介紹這一年半以來在這專欄所反映的醫病心聲：

「醫病雙方需要有『同理心』」、「醫病溝通非常重要，但雙方仍須努力」……是這平台最常被談及的問題，同時也看到不少「病人與家屬感念良醫的許多動人故事」使我們看到醫病溫馨的一面。

「老年人的醫療問題」是醫病雙方都關心的議題，有心人也指出台灣目前外籍勞工在老人照顧方面扮演非常重要的角色，但社會對外勞的尊重卻仍有改善的空間。「瀕臨生命末期、安寧照護以及家屬的悲痛」的議題已開始展開醫病雙方的對話。

「長年為病所苦的病人」，包括眼疾導致失明、慢性皮膚病求助無門、躲在黑暗角落的精神科病人，在專欄分享他們遭受的挫折，而我們也及時找到這方面的專家醫師，寫出他們的關懷與建議，讓這園地成為醫療團隊與社會的互動平台。

「剛踏入臨床醫學的醫學生」在這專欄以赤子之心寫出的文章，讓我們感受到他們希望能參與照護病人而學習到知識與技術的誠意，同時他們也不忘以病人或家屬的立場，提醒自己尊重病人並確保病人的安全。最近一位作家朋友寫出十幾年前在某醫學中心接受醫學生抽血的不愉快經驗，使我們警覺到這議題需要進一步向社會大眾說明。

一位國內負責臨床醫學教育的大師，即時執筆說明這幾年來台灣醫學生在接觸病人前，都需接受嚴格的訓練，而一位在美國行醫多年的好友也及時振筆疾書，叮嚀醫學生接觸病人之前的準備，不只是「技術上的演練」，更重要的是「對待病人的態度」。

在這園地我們有不少病人、家屬寫出他們對心愛的家人遭受病痛的不忍，也有位身兼醫師「夫人」與「母親」雙重身分的作家，與我們分享「醫師的家人」少為人知的犧牲，希望這醫病相互的告白，可以更促進彼此的同理心。

前瞻：我謹在此誠懇地邀請讀者與我們分享您就醫或行醫的心得，以及對當前醫療環境的建議。我們由衷期待能繼續蒐集更多醫病關係的資料，讓【醫病平台】邁入第二階段，開始針對大家所關心的主題（包括醫療政策、醫學教育、健康識能、病人照護與福利等），邀請專家提供更深入的探討。

希望我們的努力可以促成醫病雙方因為互相了解而彼此尊重信任，而台灣更祥和的醫病關係將會吸引更多有愛心、有能力的年輕人投入行醫的行列，那將是我們的美夢成真。

於二〇一七年十二月發表

# 一個台灣社會的小縮影給我的啟示

前幾天一位醫師同事與我分享一段使他無法釋懷的經歷。

他說在公車上看到一位女司機因為下雨天，所以她到站時，將車子開得比較靠近站牌的騎樓，讓乘客可以下車不受雨淋。但沒想到有一位要下車的是坐輪椅的乘客，而因為車身太靠近人行道，她沒辦法使用公車輔助輪椅乘客下車的道具，所以這位司機只好再重新倒車調整車位，經過幾次前進後退，終於得以找到讓這位坐輪椅的乘客可以下車的停車點。

想不到，這時車內有一位穿著華麗的中年女乘客突然發飆，大罵這位司機不應該浪費大家寶貴的時間，而後轉頭斥責這位坐輪椅的女乘客，認為她不應該為了她個人需求，而犧牲了這麼多人的時間。

結果有一位看不過去貌似大學生模樣的女青年，站起來大聲指責這位嚣張罵人的女乘客，沒有道理斥責這位善心助人的好司機，更不應該如此侮辱弱勢族群。而更令人感動的，是這位女司機在送走坐輪椅的乘客後，向所有乘客鞠躬道歉。

告訴我這故事的醫師說，但願他當時能有全程錄影的機會，將之公諸於世，對社會將是一個非常值得深思的教材。我聽完他非常動人的描述後，心中有如下的幾點感觸：

我想這整個事件的爆發是來自於一個可以說是相當沒有修養的乘客無端發飆、斥責善心的司機以及不良於行的殘障乘客。這使我想到台灣現在高度自由的社會，有時候一種明明只是少之又少的個人偏頗意見，卻因為多數人的沉默，而被誤以為這種大聲表達的意見就是多數人的意見，有時甚至誤導決策的官員，因而制定出錯誤的決策。這是目前台灣自由開放的制度所帶來令人擔心的現實。我也不免懷疑，我們全民的素養是否有足夠資格享受目前的民主？

由這事件可以看出台灣社會對弱勢族群的保護及尊重，還有需要檢討改進的空間。這幾年來台灣政府關心弱勢族群的福利，而社會也更了解一些過去遭受誤解與歧視的疾病，病人不再躲在黑暗角落而不願就醫曝光。然而有時候，這種福利制度也不免引起部分人的反感，尤其是低收入、工作辛苦的族群。但今天這位囂張辱罵弱勢者，根據友人的描述，她是衣著華貴盛氣凌人的婦人，真是匪夷所思。

這麼一位難得的善心司機，居然遭到一位乘客如此公然斥責，也實在太委屈了她。這也使我想起，在這關頭應該要有人能夠主動聲援她，甚至寫信給她的單位主管，表揚她這種體恤乘客的行為實在難得，也同時能夠鼓勵她的同仁多做為乘客著想的好事。

最讓我感動的是，這位年輕的大學生在目睹狂妄無理的乘客大聲斥責善心的司機，以及需要幫忙的殘障人士時，能夠挺身而出，發出正義的怒吼。這也讓我想起當年太陽花學運的那些年輕人，就是因為無法忍受立法院以極不合理的草率做法通過不合理的政策，而挺身發出正義之聲。這位年輕女學生的發聲，不正是代表了台灣的希望嗎？我覺得，事發當時沒有人站出來公開讚揚鼓勵這位年輕的女學生，是一大憾事。

今天晚上當我坐在書房，思考到底這個月來什麼事使我最有感觸，我才了解我的同事為什麼會對這段故事一直無法釋懷，而我很幸運能有這「杏林筆記」的園地，給我機會抒發我的省思。

同時我也聯想到幾年前，有位中國大陸遊客來台灣旅遊之後，寫出的廣為流傳的文章「台灣最美的風景是人」，頓時間，我不覺感到汗顏。如果他當時看到的是這個斥責別人耽誤她「寶貴時間」的婦人，他又將做何感想……。當我們譏笑外國社會發生荒腔走板的糗事時，我們自己不也應該自問，「我們是否也有同樣的問題？」而不要沉浸於「自我感覺良好」。同時也希望能在今天這故事的四位主角全都是女性的實例裡，讓一些對於性別有刻板印象的人好好深思反省。

這個「台灣社會的小縮影」給我很大的啟示。大家是否也應該學習這位大學生挺身而出，不再沉默、縱容這種少數人不合理的行為誤導社會大眾。

於二〇一八年一月發表

# 歡樂假期的心靈享受

自從一九八三年以來，我們每年在聖誕佳節都會將家中老少一年來的近況整理出來，作為一年一度向親友的問候祝福。而每年到了這時光，我都會情不自禁地回顧這三十多年來的「年度報告」，與此同時，對家人的幸福成長充滿了感恩。

今年我們歡度聖誕新年的家人團聚選擇先到加州洛杉磯與聖地牙哥之間的樂高樂園（Legoland）。這是一個相當奇特的兒童樂園，許多大型的樂高人偶處處可見，而四處都有大堆的樂高讓小孩坐下來拼湊自娛。

在樂園的旅館，每個走出電梯的老少都是滿臉歡笑。等到我們一進電梯才知道為什麼，因為電梯門一關，裡面就是聲光精采的音樂與影像，而大家都情不自盡地隨著音樂跳起舞來，真是一個老少咸宜的夢幻樂園。我們也約好二姊的大女兒與三女兒全家人在這裡碰面，大人們敘舊，我們三歲半的小孫子也與同齡玩伴玩樂高、飛車、遊艇，不亦樂乎。而後我們去探望二姊，兩家三代同堂共享聖誕夜。

隔幾天老二開車載我們一起從洛杉磯回舊金山灣區的家。沿途欣賞加州中央山谷的美景，同時我們父子倆也有機會長談。

這使我想起他當年放棄在紐約的律師工作，搬到史丹佛大學附近的私立中學追尋人生第二春的教育工作，記得他換工作後給我們的第一封信說，「我現在薪水減半，但工作的愉悅與成就感卻是加倍」。這五個鐘頭的長談，更使我確信，他九年前做了對的決定。

在灣區我們在老二家住了一星期，小孫子每天都帶給我們不同的驚喜。他的頭很大，過去我們在電話視訊時常暱稱他「大頭」（中文），想不到從此他也回稱我「大頭」，而這幾天我們就「大頭來」、「大頭去」地鬧個不停，寫到這裡，我又打從心裡笑出來。

遺憾的是大兒子全家因為時間的安排以及美國中西部的嚴冬而無法趕來相聚，不過電話中與兩個孫子談了幾次，大孫女在電話中告訴我，再過幾個月她就可以拿到駕照，不覺悚然而驚，歲月催人老。

我們與幾個年紀相近的好友聯絡，最感興奮的話題莫過於有關孫子的趣話，但大家也都有體力、心力不如以前的感慨，而每個人享受退休生活的方式則各有千秋，也給了我不少將來如何規畫的借鏡。最令人遺憾的是言談間都會提到無法逃避的病痛與友人的死亡。

利用這幾天的閒暇，處理了還沒時間回的信與讀的文章，特別值得一提的是，得空閱讀了一篇最近發表在美國醫學會雜誌的〈今日醫師的道德抉擇〉。作者是一位全美德高望重的公共衛生學界泰斗，他提出這一代的醫生目前在個人、工作崗位、以及社會正面臨道德抉擇的嚴峻挑戰。

他分享自己年輕時個人所做的道德抉擇令人敬佩，但他更指出目前許多醫療機構為了貪婪而對病人不公不義，而呼籲醫生們應該謹記，不能為了個人的利益而犧牲病人，因為這與我們醫生的使命相衝突。最後他提到環保也是醫生的社會責任。他語重心長地說，這種道德抉擇只有兩條路，挺身除害，或者同流合汙。為了個人考量選擇沉默者，只是助長殘害病人與環境的惡勢力。語重心長的暮鼓晨鐘震撼了我……

我一向在飛機上不是看書就是寫文章，但這次我卻一反常態，在機上只吃、睡與看電影，而真正享受到度假的「放空」。不覺想起約三十年前，有一年我因為工作，常常離開醫院前往外地開會，所以決定取消當年的休假，結果當時還在念高中的老大對我抗議，「休假是給你與家人的，我與弟弟、媽媽都需要爸爸放下工作，一起享受全家應得的假期。」這話有如「獅子吼」使我頓悟過來。這次非常愉快輕鬆的家庭共度假期，使我想起許多小孩過去成長的回憶。

這兩個星期的放空，腦子就像電腦經過「清理」，騰出一些記憶空間，而頓感充滿活力。同時更領悟到人與人之間感情聯繫的重要，而深深覺得在老化的過程中，最難忍受的就是孤獨，因此奉勸大家經常與親友保持聯繫，以保身心健康。

於二〇一八年二月發表

# 不尋常的病榻心得

身為神經內科醫師多年，看過不少病人奇怪的腦疾病症狀，但這都是以「觀察者」冷眼旁觀。想不到前幾天自己高燒不退而不得不住院之後，親身經歷了「無法專注思考」、「昏昏欲睡」、「話講沒幾句就睡著」、後來甚至「叫不出老同事的名字」、「忘了身處何處」、「時間錯置」。

在人、時、地的嚴重混淆之下，我接受了兩天密集的各種神經學檢查，包括腰椎穿刺暨腦脊髓液檢查、腦核磁共振、腦波檢查、各種感染、免疫的化驗，結果確定腦部發炎，並且在抗生素、抗病毒藥物的治療下，終於漸漸恢復正常腦功能。

這期間一方面慶幸自己身旁有經驗豐富的同事及時伸出援手幫我脫困，另一方面也深感世事之不可逆料，而對大自然產生一種說不出的敬畏。想到當初拒絕住院，直到將近十小時的持續高燒，才勉強答應。如果當時堅持回家，不知現在又是怎麼樣的結果……

我從五月一日到五月八日住進我所服務的醫院，這期間我只記得短暫醒來，上了洗手間、吃東西、服藥，回答醫護人員的問話，其他時間都是沉睡不醒。坦白說，這八天的住院大部分時間就是在睡覺，沒有留下任何記憶。這是我七十幾年的人生最長的一段「休息」。

終於能夠出院回家，心中有說不出的高興，但我很擔心回到家裡，「吃飽睡、睡飽吃」將更變本加厲，反倒延遲自己的康復。

出院第一天（五月八日）

我深知以我出院時的精神狀態，絕不可能如期交出《經典》六月號【杏林筆記】專欄的文稿。十七年來撰寫這專欄文章已成了我「每個月最大的享受」，我通常都在當月十三日之前完稿，以「分期付款」為名，用電子郵件寄給文稿召集人潘美玲，而就我記憶所及，從未「遲交」，我實在不忍心讓這引以為傲的「個人紀錄」付諸東流。於是我決定努力做個實驗，希望這幾天可以在家裡找到心靈的鑰匙，與失落的自己再連上線。但回家的第一天，不管怎樣努力，還是行屍走肉、了無生氣地過了一天。我殷切地盼望找到讓我興奮專注的刺激，啟動我的心靈活動，但很遺憾，我交了白卷。

出院第二天（五月九日）

清晨收到台大醫學院早我整整十二屆的「筆友」楊正昭醫師由溫哥華寄來的電子郵件。楊醫師在學養方面是我最佩服的學長，他時常寄來好文章以滋潤我荒蕪的心田。這次他寄來的是有關《長壽》的首篇最新醫學研究系列報導的影集，想不到我居然一口氣看完這整整一小時毫無廣告穿插的影片之後，我的電腦又陰錯陽差，自動接上我最喜歡的馬克斯．布魯赫（Max Bruch）的《蘇格蘭幻想曲》影片，而在這知性與感性的持續刺激下，我奇蹟式地打開了我的心扉……

出院第三天（五月十日）

今早睜開眼睛，就感覺非常不一樣，我對自己說「今天將是我的D-Day！」坐在書房的電腦前工作了將近一個半鐘頭，已經寫出超過本文一半以上的第一稿。我很不情願地提醒自己鳴金收兵，「留得青山在，不怕沒柴燒！明天再繼續奮鬥吧！」

出院第四天（五月十一日）

清晨從夢中驚醒，我的「腦」告訴我，幾天前再也「受不了」與我共處，而決定不告而別，現在它願意回來，希望我能珍惜它的回歸。我看一下鬧鐘，正好深夜兩點。我難掩心中的興奮，雖然它的「罷工」使得我措手不及，但我深知只要它歸隊，我所惦記的工作一定可以如期完成。

## 後記

我很難「球員兼裁判」地評價這篇「筆記」，但我確知這是生平首次嘗試逐日捕捉腦的康復軌跡，是我最「真實」、「珍貴」的自述。我將永遠不會忘記那一小時的全神專注聆聽，使我找回失落的自己所帶來的狂喜。我不覺自問，如果當時我的腦沒有先經歷那麼多天的「淨空」，而體力沒有虛弱到無法「旁騖」的話，我難道能夠成功邁出心靈的這一大步？我希望透過這「不尋常的病榻心得」，慢慢參透人生不得不面對的考驗，並能營造「求知若渴，虛心若愚」的意境，而使我往後的歲月活得更精彩。

於二〇一八年六月發表

# 一場知性感性之旅

教育學會年會，大會開始時特別給予台灣熱烈掌聲，因為我們居然有兩百多位醫學教育學者參加，居各國出席人數之冠，而更令人興奮的不只是出席人數，一位來自台灣的年輕醫學教育學者還得到最佳壁報獎，使大家都與有榮焉。

一位在某大學醫院擔任主治醫師的學生，與我在香港轉機到慕尼黑同機，才發現他所訂的旅社距離開會地點太遠，而內人因故不能參加這次的旅程，所以我就邀他搬入我的旅社。

巴塞爾地處瑞、德、法交界，我們清晨到達，當天下午他邀我一起徒步旅行繞了這三個國家的國界。在雨中漫步深談了幾個鐘頭，聆聽這位年輕一代的醫學院老師對人對事的看法與做法，使我對這位年輕人十分激賞。

他進入醫學院之前，已經完成生命科學學士與碩士學位，所以當他進入醫學系時，因為年齡與歷練而成為同學間的意見領袖，他所發起的服務型學生社團，至今仍在運作。他大學畢業前就找過我幾次，畢業後在我所服務的醫院接受內科住院醫師訓練，而後到別的醫學中心完成次專科醫師訓練。

大會的內容非常多元，由於彼此年紀、經驗與興趣的差距，我倆所參加的活動相當不同，而晚上討論交換心得，獲益良多。

這位新世代醫師電腦方面的造詣以及展現的自信給我留下很深的印象，幾天的交談也讓我更了解年輕醫師在工作環境遭受到的阻力與誘惑，而更能體會他們所面臨的困境。

國際會議也是與國際友人們敘舊的好機會。一位主掌美國醫學院評鑑的友人，過去幫忙台灣醫學院評鑑不遺餘力，因而成了莫逆之交。去年他說，他算過我倆在國際會議場合碰面已是第十七次，而相約今年一定要做第十八次的重聚。

開會最後一晚他們夫婦邀我一起用餐，並堅持作東。他們告訴我，去年別後在北加州農莊的一場大火中幾乎喪失了所有身外之物，雖說保險可以補償財務上的損失，但所有過去的珍藏幾乎都付諸一炬，而我也與他分享最近生病住院的「震撼教育」，不禁慨嘆人生的難以預料。他比我小四歲，我們都深感生長在不同文化背景而有幸能夠互補增長人生的智慧。

去年拜訪位於加拿大蒙特婁的麥基爾大學醫學院的老朋友時，透過介紹認識了負責該校醫學人文的一位教授。他今年出版了當時與我提及的「行醫之道」的經典著作，使我讀後愛不忍釋。這次在會場相見時，他也在我擁有的愛書寫了整頁充滿感性的彼此珍惜以及對醫學人文的認同。

大會以後，我與另一位來自台灣的女醫師伉儷一起遊歷鄰近的法國景點。她自醫學院畢業以來，籌畫國內與國際醫療服務，並且得到英國醫學人類學碩士，以及美國名校醫學人類學博士，目前開始在大學醫學院教授醫學人文的課程。

她是我們過去的「醫學人文教育核心團隊」的靈魂人物，而她先生是大學音樂研究所教授，精通鋼琴與音樂史。夫妻倆一直是我與內人非常知心的朋友，他倆年少都在國外成長，精通數種外文，而這次他們精心選擇的兩個都市都是過去屬於德國，而後歸屬法國阿爾薩斯省，兩地都具有珍貴的歷史建築以及醇酒、美食。

我們也拜訪了昆士巴赫（Gunsbach）的史懷哲醫師故居。這位醫界奇人一身擁有音樂、哲學與醫學三個博士學位，最後選擇到非洲叢林行醫服務的艱鉅工作，而在遠離文明世界的環境，參悟了「尊重生命」的人生哲理。他的所作所為，影響世人至鉅，也因此贏得諾貝爾和平獎。我何其有幸，能以「朝聖之心」，在此享受到無以名狀的心靈激盪。

法國的酒香、麵包、香腸固然誘人，但透過會後輕鬆的心情才有機會真正品嘗生活的藝術。傾聽比自己年輕的醫師抒發胸懷，並看出他們的潛力、與同齡者交換人生的經驗、瞻仰典範醫聖的舊居，不覺對往後的人生又注入更多的活力。

這次的開會旅遊真是一場知性感性之旅，令人由衷深感行萬里路勝讀萬卷書！

於二〇一八年十月發表

# 醫師看生老病死

記得兩年前我受邀在台灣大學醫學院畢業典禮致詞時，曾對那些即將畢業的年輕醫師說，在這七年醫學教育的洗練，他們看到人生無法避免的「老」、「病」、「死」，甚至因為經歷產房實習的接生經驗，也見證了「生」的開始。這是我所知道唯一的大學教育可以讓學生在二十幾歲的年齡時，就有機會近距離觀察人生的整個光譜，也因此叮嚀他們要好好珍惜這志業所帶來的人生體驗。

我曾經在捷克布拉格開會時，突然接到家中來電，告知父親過世的消息，在趕回台灣奔喪的飛機上，我含淚寫出〈父親的老病死〉（二〇〇八年十月號《經典》雜誌【杏林筆記】）。想不到後來還應好友黃春明之邀，參加佛光山蘭陽別院的「悅聽文學」活動，有幸與一些文學大師並列，上台朗讀這篇文章。

今年三月我參加了台大醫科同學畢業五十週年為期五天的環島旅行，四月參加畢業生返校日，更加深了在這方面的感觸。

這次難得重聚，才發現昔日同窗已有十一位乘鶴仙去，也有幾位罹患重症，無法參加旅遊。非常難得的是一位癌症末期的同學，雖然體力已經無法參加旅行，但在夫人的鼓勵陪同下，抱病參加行前的聚餐，並語重心長地與大家分享他對老、病以及即將面臨人生終點的心得，讓曾經共度青春歲月的老同學不勝唏噓。更令我感傷的是一位學生時代的運動健將變得十分沉默，有天早上在旅館失蹤，後來才發現他徘徊於旅館附近，以為自己是在美國，這才知道他罹患失智症已有一段時間。

旅途中每天晚餐後，同學們輪流上台分享畢業後的生活雜感，而不少同學不約而同地追憶起一位班上公認最漂亮，但已經在幾年前往生的女同學。令人不忍的是她與物理學大師的先生在去國多年之後，決定回國貢獻所學，想不到後來罹患一種類似漸凍人的神經系統退化疾病，一生順遂風光亮麗的美女在人生的最後幾年，竟淪為長年臥床、生活無法自理且無法表達意志的病人，令人感慨不已。

輪到我與同學們分享時，我建議大家最好能有機會與伴侶及子女坦然討論自己對生命的看法，特別是「對生命末期的看法與意願」以及「怎麼樣的生活品質才值得活」，這樣才能避免因為過去在意識清楚時沒有明確交代，以致家人意見分歧，結果最後在維生機器的支持下，拖延了沒有意義的生命。想不到，晚我們兩屆的學妹內人卻頗不以為然，嫌我在這種同學歡聚的場合，像上課一樣講這種話，但我的確是真心誠意地不忍同學重蹈許多年老病人的覆轍。

台大醫學院每年都會為畢業六十、五十五、五十、四十、三十、二十、十週年的校友舉辦返校日，而今年在這場合，我與一位早我十屆的學長久別重逢。離美返台前我倆都住在堪薩斯市將近二十年，這位學長在密蘇里大學醫院當消化內科教授，我則是在堪薩斯大學醫院當神經內科教授，而他唯一的女兒與我的大兒子年紀相近，從小都學小提琴，因此我們兩家經常在音樂會活動碰面。

想不到半年多前他患有心臟病的夫人一睡不醒，而他唯一的女兒最近因胃癌過世，遺下一個六歲的孫女。這位溫文儒雅、桃李滿天下的好友竟然在這麼短的時間內遭逢慘絕人寰的變故。隔天我又去旅館與他談了將近四個鐘頭，聆聽這位在人生道路比我多走了十年的學長，含淚娓娓道出他一路走來的人生，給我上了一堂沉重的生命課。

最後我領悟到，醫師雖然很早就學會照顧病人，也會將心比心地以「同理心」照顧別人的生老病死，然而當這發生在至親，甚至自己身上時，才會真正了解這條大家都得走完的人生之道竟是這麼難走。

我也不覺想到，醫學教育應該包括提醒年輕醫師在勤學醫學的「知識」與「技術」之餘，切勿因為臨床經驗的增長，而失去對別人痛苦的「敏感度」。我們要注重醫者應有的「態度」，同時隨著經驗與年紀的增長，用心累積「智慧」。唯有如此，醫師才能透過這志業，學會看破生老病死。

於二〇一九年六月發表

# 長假歸來

籌畫已久的一個月長假終於在六月底如期成行。回台工作二十一年以來，從來沒有連續一個月的休假，此行希望能遠離工作，到美國與至親的兒孫共處，嘗試將來退休後的人生，並有機會與長年居住在美國的親朋好友一起探討人生的規畫。

行前我提醒自己，就像老電池一定要全部洩電後才能再充滿電，這次休假一定要把一切放下，順其自然地「樂活」。上了飛機，我居然做到沒看書、寫文章或看電視，一路睡到快抵達洛杉磯才被叫醒吃早餐。

到了洛杉磯，先在小姨家小住幾天，大兒子一家四口由中西部，小兒子一家三口由北加州來此重聚，而後全家人到迪士尼樂園開心地玩了快一星期。這期間也見到了長年住在美國的二姊全家祖孫三代、加上住在加州的妹妹女兒一家人，以及遠道由新加坡趕來相聚的二哥和他女兒，一共三代二十三人。白天在農場的活動以及晚上的大聚餐，看到兒子與好久沒見面的堂、表兄弟姊妹群聚一堂的歡樂大團圓，心中有無限的感慨，人生這階段也許與兒孫常聚才是最有意義的事吧！

在這老少咸宜的迪士尼樂園雖有許多歡樂節目，大孫女已經是十五歲的小大人頗有自己的想法，但兩個頑皮的孫子還是放不下對阿公禿頭的興趣，又是照相、又是調侃，使我不覺想起自己年輕時也常以父親的禿頭開玩笑，如今物換星移，自己也算是罪有應得。記得有次我說，爸爸沒幾根頭髮又常常理髮，他的理髮師最好賺，引起家人哄堂大笑，而父親苦笑地回應一句話，「你有我的遺傳，你老了之後就知道禿頭的感受。」一想不到老人家一語成讖，真是後悔莫及。也許該找個時間與兩個已為人父的兒子談談，教孩子們對童山濯濯的老人要有同理心，否則……，哈！

這次旅行中我也一反常態，事前就讓一些住在洛杉磯與舊金山的好友與同學知道我即將來此度假，而在大家歡聚中，聆聽他們在美國退休後的生活規畫，也獲益良多。

這段假期間我也有機會打開自己尚未能付諸實行的「備忘錄」，也才有機會平靜地整理思緒，並發現了不少「寶藏」。我終於從頭到尾一氣呵成地看完老友符醫師之前寄給我的蘇東坡全集六小時的影片，沉浸於東坡先生的詩詞，並由他如何瀟灑自如地面對坎坷命運，得到不少啟示。

回程的機上，我也同樣地一反常態，沒有看書或打開過電腦，但睡醒過來，打開電視不經意地轉台，赫然看到自己一直想看，但還沒有機會看的電視劇《我們與惡的距離》，一口氣看完三集，但已經抵達台北上空，將來一定要設法看完這非常有深度的劇集。

今天完成了所有積欠下來有限期交卷的工作，又剛經歷過地震、颱風，碰到這晴空萬里的週末倍感珍惜。清晨獨自在書房裡，打開電腦回顧自己這幾十年來已經發表過、或深藏內心未曾與人分享的文章，更體會自己一路走來的心路歷程，也使我領會到，過去天天趕時間的上班生活確實扼殺了這年紀應該享受的悠閒，而引起許多的反思。

人生有得有失，我的回國何嘗不是如此。想想一九七五到一九九八年，二十三年滯留國外，而回國瞬乎已經二十一年。回台與父親共度他人生的最後十年，有機會學到如何優雅接受老年的生命智慧，是我回台始料未及的最大收穫。

自從二〇〇八年父親以一百零一歲高齡過世以後，我不時自問，兒孫都在美國成長，而我這即將落葉歸根的老樹，「根」在哪裡？

不覺想起一九九八年回國前，我在夜深人靜的書房裡，寫了一封信「home, sweethome, but where is my home」，送給在美國的好友以及一些非常親近的病人與家屬，而今二十一年後再自問同樣的問題，我還是一樣迷惘，到底「哪裡才是我的家？」而這假期中，我彷彿聽到了內心的呼喚：「兒孫住的地方才是家。」

但，不管最後的決定如何，眼前一定要開始做的就是要丟棄許多書房、辦公室，以及滿腦子的雜物，有捨才有得……

於二〇一九年九月發表

# 知識與智慧

最近的一場醫學人文個案討論會上，一名醫學生報告了一位食道癌病人，在進行「同步放射及化學治療」（concurrent chemoradiotherapy, CCRT）之後，醫師發現在原發部位的腫瘤又有復發的現象，但他卻拒絕接受唯一還有希望可以治好他的手術治療。醫療團隊只好找尋另一位更資深的放射治療專科醫師，針對復發部位更精準地計算出不同方式的加強放射治療，但到目前看來，這並未產生明顯的效果。關心他的醫師也忍不住坦然告知他，如果再不考慮開刀切除可能導致的後果，但病人仍然無動於衷。

報告病案的醫學生目睹外科醫師耐心地與病人一談再談，還是沒有辦法說服病人而感到焦慮，但另一方面，他也試圖由病人的立場，以將心比心的「同理心」來了解為什麼病人執意做這種令人不解的決定。學生表示他深為外科醫師竭盡所能地想要說服病人的用心所感動，但他看到醫療碰到這種瓶頸時，感到非常無奈，而說出他的感慨，「醫師已經站在醫療的立場，克盡說明、鼓勵並且試圖回答所有技術層面的問題，但還是沒有辦法讓病人了解，並接受目前唯一有望治療的手術，這使我不覺對醫療這專業感到失望。」學生曾在門診見過這位病人幾次，也知道這位五十七歲的單身男性在門診中曾經以各種不同的理由來逃避外科手術。病人當時表示，今年虛歲算來是五十九歲，台灣人對年紀逢「九」的禁忌，使他無論如何不願冒開刀的風險，而當時又已是農曆七月的「鬼月」，他更絕不肯接受開刀。同時，他也提到因為本身是單身的關係，開刀以後無人照顧也使他裹足不前。

個案管理師與社工人員注意到，他唯一的家人是一位教育程度不高的妹妹，她始終無法了解醫療人員的解釋，再加上家人似乎對西醫沒有多少信心，倒是對某些民俗療法仍然存有一些不切實際的冀望。

在討論會裡，我們也特別強調如果病人堅決拒絕更進一步的治療時，我們還需要考慮病人的認知能力是否能做出這種重要決定。但這名病人並沒有任何失智的現象，同時家人也都贊同他的意見。因此我們就一定要尊重病人的「自主權」，這是醫學倫理非常重要的原則之一。同時我也特別提醒學生們，在今天討論到病人相信逢九的年齡或七月鬼月不開刀的想法時，沒有人以輕蔑的口吻或以「迷信」的字眼來描述它，這種當病人與我們的見解不同時，還能夠以「尊重」的態度對待病人或家屬，是非常值得稱許的。

最後我也與大家分享，過去我一位近親就因為發現大腸癌，經醫師評估之後認為腫瘤太大，應先接受CCRT使腫瘤變小後再做切除，想不到因為這治療得到很好的效果，病人就決定不再接受外科手術，而他的家人也贊成。結果不到一年，即因為復發，並發生肝臟、骨轉移，最後不治身亡。

他父母很懊悔當初沒有說服他接受醫院所提出的開刀治療，同時在他過世後，父母也才知道，他生前曾坦白告訴他太太，他很不耐煩醫院繼續打電話催他回診，後來他索性都不接醫院的電話。看到他們悔不當初的神情，我忍不住安慰他們，當初如果他聽話接受開刀的話，也不見得就一定不會再復發，因為每個病人的癌細胞不一定都一樣，也許他的癌細胞就是那麼惡性，開刀也不一定就能根治。聽我這麼一說，憂戚滿面的病人父母才放下心頭上的一塊大石頭，我也不覺慶幸自己雖然不能挽回病人的生命，但至少沒有落井下石，而加深他們家人的悔恨。

真正關心病人的醫者，應該是處處以病人的福祉為本位，以不離不棄的真誠態度感動病人與家屬，而贏得尊重與信任，使病人放心地接受他們所推薦的醫療。我也有幸曾經見證一些好醫生，在他們的努力下，病人與家屬終於回心轉意接受開刀，而病人到目前仍然健在。然而當醫病雙方的看法有嚴重差距時，醫療團隊一定要尊重病人與家屬的「自主權」，除了醫學的「知識」，更重要的是要靠「智慧」來化解醫病之間的矛盾。

於二〇一九年十月發表

# 天有不測風雲

九月二十九日週日下午我參加「台港大遊行：撐港、反極權」的數萬人遊行大活動。雖然雨具準備得十分齊全，但在幾個小時連續傾盆大雨的考驗下，兩隻腳都泡在溼透的運動鞋裡，又加上遊行結束後，去親友家探視一位身體欠安的長輩，回到家兩腳就感覺很不舒服。最初以為是以前的香港腳又開始作祟，但隔天一早醒來，左腳第二個腳趾頭又紅又腫，才知道真的出了問題。

下午，到台大醫院帶醫學生做床邊教學，回到自己工作的醫院時，走起路來左腳仍十分疼痛，不得不轉而請教感染科同事。他勸我開始使用口服抗生素，如果沒好轉，就需要考慮進一步靜脈注射抗生素。

隔天醒來，更腫更痛，只好穿涼鞋開車上班。想不到再請教感染科同事時，才發現趾縫間長出了一個膿瘍，而整個趾頭以及腳背都明顯地又紅又腫，疼痛不堪。同事幫我擠出膿瘍內的膿液與血水做了細菌學抹片與培養，再消毒並包上紗布。我同意「蜂窩性組織炎」必須儘快開始進行靜脈注射抗生素，所以必須住院，而我也了解「這個年紀還是小心一點」，不然一旦發展成敗血症，將是不可收拾的。

由於奉命住院當天，我已約了幾位門診病人，所以就硬著頭皮，穿著涼鞋，但上半身還是打著領帶，披著白袍進了診間。沒想到病人看到我這副狼狽相，又加上露出來包著紗布的腳趾，要問病人病史的我，反而都要先回答病人探問我的病情，真是尷尬。

住院後負責照顧我的醫師與護理同仁詢問病史時，一聽我之所以會暴露在大雨中那麼久是因為參加遊行，他們都笑我說：「你這個年紀還參加遊行？」使我心裡十分懊惱。想不到七十五歲就會被歸類為「這個年紀」，言下之意大概是，怎麼這般「不自量力」！

第一天住院的第二次靜脈注射是晚上打的，心想等這兩小時的點滴打完後，再上床會睡得更安穩。沒想到這兩小時是這麼的難挨，而靜脈注射的生理食鹽水也多少誘發了我想如廁的需求，但一想到要撐著點滴架進入洗手間，將是前所未有的考驗，就忍了下來。好不容易等到點滴打完了，也終於上了廁所成功地減壓，但躺到床上想要睡覺時，已是將近午夜，雖然很累，但不是自己習慣的環境，又是胡思亂想，心情起伏，久久未能成眠。

第二天又是在一樣的點滴、換藥、點滴、吃藥之中度過了。第三天傷口的紅腫熱痛顯著改善，心情也跟著好轉，上午打了抗生素點滴，傷口復原很多，中午醫生就讓我出院回到工作崗位。而後接下去的連續四天，都到門診治療區接受每天一次靜脈點滴抗生素，以及到病房拜託護理人員幫我換藥，好不容易完成了整整一星期的注射後，還要接續一星期的口服抗生素。

終於我可以穿上鞋子，披上白袍，繼續做我的醫療工作，心中充滿感激，但遺憾的是我再過幾天就要出國開會，而我已經整整十天沒有享受我最喜歡的每週四天、每次四十分鐘的長泳，不知「泳禁」還要持續多久，心中感到非常懊喪。

然而，今早參加照顧癌末病人的安寧照護團隊會議，聆聽面臨生命末期被病痛所折磨的癌症病人與家屬的困境，突然心裡有說不出的羞愧與感恩，我怎麼好意思為自己這幾天的「不便」而抱怨，不管多麼不如意，我的身體已經開始康復，我還有許多的「明天」，但這些病人呢？我的心中頓時對照護我的醫護人員生起感恩之情。

最後我不得不說，讓醫生生一場病也是一種「醫學繼續教育」，使醫師有機會更了解病人的感受，而能給予他們所需要的關懷。病人因為疾病帶來的「不便」，也許在醫療人員看來是「小事」，但對病人有時會是一種「苦痛」；老年的病人有時需要被提醒「這個年紀還是小心」，但醫療人員也要體貼老年人對「年齡」的敏感；當然，年長者也應該要有自知之明，切忌不自量力。

天有不測風雲，幾天前我還生龍活虎地籌畫出國開會，突然淪為住院病人，卻也因此意外地享受了一頓豐富的心靈饗宴。

於二〇一九年十一月發表

# 參加友人榮退餐會的心靈豐收

每個月的【杏林筆記】專欄我多是以一個月來最大的感觸為題材，但這兩個多月來經常在乍睡乍醒之際，會浮現出九月底我參加一位學者朋友的榮退餐會的感觸。今早決定把它整理出來，也想透過這追憶，可以幫忙我了解自己。因為沒有機會徵求這位教授的同意就發表我個人的感觸，所以本文就稱之為「這位教授」，也不介紹他的專長，以免觸犯「個資法」的天條。

過了六十五歲生日以後，我很少參加朋友的榮退，因為看到退休會的主角比自己年輕時，一種「老不休（羞）」的尷尬，使我找盡理由讓自己可以「無愧」地缺席。

然而，這次當我接到這位教授的邀約時，我竟毫不遲疑地答應下來，因為他告訴我，這不是在學校舉辦的正式退休學術研討會，而只是找幾位好朋友、學校共事的老師、醫學生談談話，主要是他想藉這機會分享自己的成長過程。

坦白說，這位教授的人格特質對我有種說不出的吸引力，而我過去在教育部醫教會工作時，他一度算是我的「長官」，曾經因為推動台灣醫學院人文教育，與兩位主其事的學者專程到和信醫院與我懇談，他的謙謙學者風度深深感動了我。能有機會聆聽自己很想多了解的人願意剖腹相見，正是千載難逢的機會，而想不到這次的「破例」竟是如此地具有啟發性，而當天的激動與反思一直縈繞我心。

那天，這位教授首先追述了自己的成長歷程，包括童年在鄉下赤貧的家園長大，每當颱風來襲時，家中屋頂飛了，房子淹水、甚至倒了，他需要克服許多同年紀的同學不曾面臨的困難，甚至小學還留級一年，這些都與我無憂無慮的快樂童年有天淵之別，使我感到無比的震撼。

這位教授還本著長年教書的熱忱，當天還特別發了講義給大家，我就套用了他在〈處逆境的體悟〉一文裡所引述的幾句極具啟發性的話，「個性決定命運，家庭環境影響個性」、「力行實踐，改良而非改變」、「勞有所獲，自助助人」。

因為我們年紀相近，他大概小我幾歲，時代背景相近。他提到高中時，讀到一篇台大的美國留學生，在離台之前以筆名「狄仁華」發表於《中央日報》副刊，針砭台灣社會的「人情味與公德心」。他說當時他感到非常震撼，而參加了學長所發起的「自覺會」，學會了「協調力與行動力」，「公務為先，關懷社會」，但卻因此險些成了日後白色恐怖的犧牲者。

當晚回家後，因為這餐會引起許多感觸而無法入睡，就在書房上網找到狄仁華（本名Don Baron，即柏大恩牧師）這篇當時廣為人知的大作。這是發表於一九六三年五月十八日，當時我應該是台大醫學院醫科一年級下學期，還在校本部醫預科，記得當時看了這篇文章後，也曾十分激動，但並沒有付諸任何行動。這也使我想起，我向來雖然不是「不知不覺」，但大部分時間都是「後知後覺」，很少扮演「先知先覺」的角色，而更致命的是我很少付諸於行動。

這也提醒了我，我曾經在【杏林筆記】（《經典》二〇一三年十二月號）寫過的一篇〈只問播種，休問何日發芽〉，文中懺悔自己過去對「社會責任」的後知後覺，以及缺乏「付諸行動」的勇氣與魄力，是一直到回國多年後，在一次以「醫師的社會責任」為題演講時，才突然回憶起那段將近三十年前的往事。

這還使我想起一九九八年當我決定結束在美國二十三年行醫教學生涯，離美前夕，曾以〈心園將蕪胡不歸〉為題，敬告朋友們我即將離美返台的決定。文中我說了這麼一句話，「……也恍然發覺我的故鄉並沒有因為我的離開而荒蕪，倒是我自己的心因為離開故鄉而枯寂。」

我謹在此向包括「這位教授」在內的幾位我的心園園丁，因為你們的灌溉施肥，我的心園已經不再荒蕪枯寂，我也開始領悟，到了這把年紀我再也不能只在「知」「覺」方面成長，更重要的是我終於了解「坐而言不如起而行」，我將更積極地付諸行動，才對得起當初回國的抱負。

於二〇一九年十二月發表

# 如何優雅地步入老年

記得在美國時，看到友人四十歲時收到的促狹生日卡，上面寫著「Over the Hill」（過了山峰，意即「往後就走下坡了」），當時莞爾一笑，不以為意，但這幾年來與老友碰面，沒幾句話就會談到「老」，才悟出為什麼有人會想到在四十歲時，先打「預防針」，才有「走下坡」的心理準備。但事實是，儘管中年就開始準備，到了老年還是很少人能夠處之泰然，這真是人生一大考驗。

今天坐在書房，我試圖由老父、老友、老病人所學到的智慧，加上自己多年從事醫療工作，由病人學習到如何面對逆境的心得，整理出如何優雅地步入老年的心得：

一、快樂的心態，「感恩惜福」、「念舊」與「幽默感」：

家父一直保持身心的健康直到九十九歲，而後才因吞嚥困難，經過幾次吸入性肺炎，不得不使用鼻胃管，而嚴重影響生活品質，最後以一百零一歲高齡安詳過世。在回國與他共處將近十年的健康老年，我學習到他的「感恩惜福」、「念舊」、「幽默感」都是他快樂的泉源。他後來聽力嚴重衰退，但因為是神經性退化，配裝助聽器也無效時，他以幽默灑脫的態度告訴我，「其實到了這年紀，我聽不到的聲音大部分都是不重要的」。他說這話時的笑臉，是我永遠難忘的快樂老人如何應對無奈的祕訣。

二、「不能被喪親的哀傷所擊敗」的心理準備：

一九九二年當我因為喪母回國奔喪悲痛欲絕時，一位我照顧多年的高齡病人為了安慰我，與我分享了他活得老又好的關鍵心態。

他告訴我，他過去曾經有兩位夫人先他而去，但他卻從中悟得人生哲理，「人要活得老，就一定會面臨自己深愛的親友先離你而去的考驗，所以如果你希望能夠活得久，而又能活得快樂，那你就要有這種心理準備，一定不能被喪親的哀傷所擊敗。」就是這麼一句淺顯真誠的話讓我走出憂傷的深谷。

三、「還有可能比這更慘吧」的人生哲學：

一位我剛到美國不久碰到的中年男病人，在被發現罹患癌症時，就已經全身有多處轉移。我嘗試著用笨拙的語言，拐彎抹角地道出實情，想不到這病人聽完以後，很鎮定地輕聲回我，「你一定看過比我更嚴重的病人吧？」並說了一句「It could be worse, right?」（還有可能比這更慘的，是嗎？），這種人生哲學驚醒了我，而他在生命的最後幾個月所表現的坦蕩平靜也提醒了我，對於人生無法避免的終點，這不也是一個非常重要的人生哲學吧！

四、接受「正常的」老化現象：

常聽老人之間互相勸說，「上了年紀，就要認老」，意思是說到了某種年紀，一些年輕時不會發生的問題，就會發生在自己身上。不少老人最初也許無法接受，而四處請教或甚至看醫師，但後來才發現似乎周遭同年紀的朋友同事，甚至自己所看的老醫師也無一倖免，才了解「認老」這句話的涵義。這包括有時「記憶不如以前」，突然叫不出熟人的名字；走到書房，忘了到書房是要做什麼；或是「體力不如以前」，過去趕公車、火車，追星趕月健步如飛，而今電梯難等，才爬了兩層樓就氣喘如牛。這些都只是提醒我們，老人如果還想逞強，除非日日耕耘，否則不要自找麻煩。這也使我不覺想起一位老醫師的金玉良言：「上帝做人的品質保證，應該也不敢說都可以撐到七老八十吧！」

五、謹記身體健康的一般醫學常識：

規律的睡眠、作息、飲食與運動，樣樣適可而止，凡事切忌「過度」。謹防太勉強，而傷害關節或甚至跌倒。切忌遽然變換姿勢，尤其半夜起床，一定要慢慢來，以免因為姿勢性低血壓的變化，導致眩暈、昏倒、受傷。

為確保健康，最好能有個「一般內科」或「家醫科」醫師照顧你，並且定期做健康檢查，不要自己胡亂吃藥或「補藥」。

當今的醫療科技突飛猛進，許多老人可以使用助聽機而復「聽」，接受白內障手術而復「明」。所以老人可以是「聰明」的，但快樂的心態更是重要，才能使你優雅地步入老年。

於二〇二〇年一月發表

# 歲末沉思

每年接近歲末，我總會自個兒關在書房，沉思今年是怎麼過的，而即將開始的新年又將怎麼過。

記得年輕時，每到年終我總會回顧過去策勵將來，寫個「新年決心」（New Year's Resolution），但一年過了再回頭看時，十之八九都沒有做到。於是隨著年紀，我慢慢地掙脫了俗套，開始利用這歲末祝福的時節，不給自己帶來壓力地享受親友的問候，並回味自己曾經擁有的溫馨情誼。

今年的歲末，當我久違的朋友一個個出現於耶誕卡、賀年片以及滾滾而來的電子郵件、LINE等社交媒體訊息時，有些我聽到了、看到了、想到了，忍不住替友人高興喝采，有些卻使我不由得哽咽落淚，而隨著自己年紀的增加，也看到自己周遭的親友漸漸步入人生最後階段，正面臨老、病、死的驚恐與無奈。

自從一九九八年我們離美返台以來，有一位我在堪薩斯大學醫院任職時的教授同事每年耶誕節從沒間斷地以航空郵寄送來圖文並茂的「年終報告」。這兩位同事，先生是內科教授，太太是小兒科教授，兩人篤信基督教，並身體力行，除了熱心照顧病人、教導學生、從事研究以外，他們還參與許多國內外慈善工作。

據我所知，他們本身已有小孩，但又領養並親自照顧幾位罹患先天性多重障礙的病童。這回的報告較簡短，不再提他們的兒孫近況，只報告他們的大家族已達三十一人，他倆都已進入人生第八十八年，而婚姻也步入了第六十五年。兩老很感性地分享他們回顧一九三〇年代的黑白影片與音樂，也提到他們天天擔心全球的暖化，但卻在一個秋天早上醒來時，發現地面上薄薄的一層雪而感到驚喜。

雖然只是一頁的短函，但這些如詩如畫的文字使我深深感受到，這對老夫妻對他們的過去與前瞻的滿足與感恩。這也使我想起過去一起共事時，雖然彼此專長領域相去甚遠，但因為內科與神經科門診在同一地區，有時會碰面，而閒談間印象最深刻的是他不管多忙，對於自己的行醫、教學，以及許多校外，甚至國際的教會工作與慈善活動都感到很有意義。

同時，我也非常感謝這幾年來認識了一位早我十二屆，旅居國外多年的台大醫學院學長，這幾年來他經常在電子郵件與我分享他豐富的人生經驗，包括他早年在國外行醫打出一片天、親身經歷幾種大病、老年喪偶的考驗，以及他豐富的閱讀心得，而使我學習到他如何體驗人生的意義。

最近國內與國外在醫學教育與醫療上最嚴重的困境，就是許多醫師與醫學生在行醫習醫的壓力下，身心俱疲卻找不到工作的意義，而決定離開職場，這是目前醫界嚴重的所謂「耗竭」（burnout）的問題。也因此，我常會想起，我有這份福氣，能認識這兩位因為對自己一生所從事的工作找到「意義」，而到了這把年紀，對人生還是那麼達觀豁達。我應該「深愛」、「深惜」這份奇緣。

談到「意義」，我不覺聯想到幾年前自己曾經為精神醫學大師維克多．弗蘭克（Viktor Frankl）的《向生命說 Yes！尋求生命的意義》的中文譯本寫過書摘。這位作者在二次大戰期間遭受納粹暴政囚禁於猶太人集中營長達三年，而由此領悟出如何尋求人生意義的經驗，「人們得靠自己的努力找到屬於自己的生命意義，這可以透過工作與創造的喜悅，與事物、大自然、或所愛人的交融，以及與無可逃避的苦難的坦然面對。」

最後，我不覺想到自己過去在《當代醫學》雜誌的【每月一書】專欄熱心地寫了快十年的書摘，因而得以享受閱讀的樂趣。但這幾年來，自己的閱讀習慣已大不如前，而且常常只是快速瀏覽，而沒有像過去寫書摘時的嚴謹態度，也因為沒有「深讀」，而未能享受到「深思」的樂趣。「三日不讀書，面目可憎。」確實有道理！

想不到今天竟然因為歲末沉思，而故態復萌，又寫出我的「新年決心」：「深愛深惜奇緣，深讀深思好書」，今年，我就以「深」作為我的二〇二〇年的「新年新字願」。

於二〇二〇年二月發表

# 愛泳老人莫逞強

最近一年來，我幾乎每星期都會有三到四天去淡水國民運動中心游泳，這是五十公尺長的制式泳池，清潔管理十分理想，我有時下班後直奔游泳池，有時在週末清晨六點多，這時間正值晚餐或早餐時段，「游客」較少，可以在「長泳水道」暢游而不受干擾。

這兩時段各有千秋，晨泳帶來整天輕鬆愉快的心情，而下班後的游泳會把整天的疲憊一「洗」而光，晚上可以一覺睡到天亮。

漸漸地，我發現自己不知不覺養成一個習慣，每次下水就是來回十趟，暢游一千公尺不休息，鍛鍊心肺耐力對這年紀是非常好的運動。再加上游泳是沒有重力的負擔，所以比較不用擔心像是長跑或健行引起的脊椎或髖膝關節的負擔。但我也不時地叮嚀自己，已經七十六足歲的老人，切忌好勝而運動過度。

然而游泳時總會不自覺地默數來回總共划了幾次，而回到原點時，也會忍不住看看牆上的數位鐘錶，算算自己用了多少時間。最初這只是窮極無聊的「腦部運動」，但後來回到家也會開始登錄當天游泳每趟來回一百公尺划了幾次、用了多少時間，而一千公尺總共用了多少時間。想不到最近連續兩次成績特優，而且游完一千公尺還意猶未盡，更是興奮。但很不幸地，第二次「佳績」的隔天，起床就感到腰痠背痛的老毛病復發，當天幸好是星期日，我就趕快用熱敷、做些伸展背部肌肉的復健運動，臥床休息、服用止痛藥、使用肌肉貼片，並在站立時使用護背。隔天星期一又正好是我這幾年來「一星期工作四天」的休假日，也是我例行的游泳日。於是我及時做了決定：「今天我要改為復健治療的游泳」。

在開車往運動中心的路上，我提醒自己今天不是去「運動」，而是去「治療」。換了泳褲，我在熱療池做好例行十五分鐘的熱身與肌肉伸展運動之後，游泳之前，我決定今天的「治療」是要看看自己能游多「慢」，想不到這一千公尺游下來竟比往常慢了八分鐘之久，但當我離開泳池，沖熱水按摩時，突然發現背痛已經豁然而癒。回家的路上，思潮洶湧，想到了一些往事：

肩部受傷：首先映入腦海的是六年前我因為在書房不慎跌到，撞傷肩膀，友人送我到某醫學中心急診處的那一幕難忘的狼狽相。當X光沒發現骨折，也安排了隔天早上的關節超音波檢查，正要離開急診處時，骨科醫師問了我一句話：「什麼樣的活動對你最重要？」我當時不假思索回答：「我最怕的是我以後不能再游泳！」想不到接下去的醫病對話竟是：

「你游自由式嗎？」

「我只會蛙式。」

「自由式恐怕會有問題，但是蛙式應該還好。」

在回家的路上，我才意識到曾幾何時，游泳在我心中竟有這樣的地位。

熱身運動：傷後我開始恢復游泳時，曾向我的骨科同事抱怨，「最近發現游泳隔天總會覺得腰痠背痛像個老人一樣。」而接下去的醫病對話竟是：

「你游泳之前做多久的熱身運動？」

「我沒做什麼熱身運動！」

「人家年輕人下水之前，都還認真地做熱身運動，你這個沒有經常運動習慣的老人，想游泳又不好好做熱身運動就跳下去，也太不自量力了！」

從那以後，我每次游泳之前，一定認真做好熱身運動（包括在熱水池裡做上下肢各關節的運動以及在進入游泳池前的髖關節運動）。從此，游泳隔天的「老人症」也都不見了。

老人的不自量力：這次過分挑戰自己引來的麻煩，使我領悟到，老人最可怕的是「好勝心」，引來沒有人會同情的後果。也不覺想到，有多少老人看醫師時，自己都會覺得不好意思實說真正的「近因」而「隱匿病史」，導致醫療資源的浪費。

最後我不得不感恩，幸好自己是醫師，又是照顧腰痠背痛的神經科醫師。透過這次的「咎由自取」，學會了做個「量力而行」的健康快樂老人，並以內人不知何處學來的一句話為戒，「現在不養身，將來養醫生」。

於二〇二〇年十月發表

# 虛心與心虛

回到台灣匆匆已過二十載，這個人生規畫的大轉變，使我從滯留美國二十三年已經習慣的異國文化以及專注於癲癇的臨床醫療照護，轉而全心投入台灣醫學教育這條不歸路。今早一覺醒來，猛然想起這幾年經常縈繞我心的「虛心」與「心虛」的探索。

初到美國時，因為美國不承認國外醫師畢業後的臨床訓練，所以我從醫學院畢業以後，在台大醫院神經精神科擔任住院醫師四年、主治醫師一年的資歷都不被承認，而在明尼蘇達大學醫院神經科必須從第一年住院醫師做起。這段時間我只好忍受這種無奈而「虛心」學習，同時初到異鄉，對語言與文化的不適應也使我感到「心虛」而一度失去自信。還好我終於在山窮水盡疑無路，找到了柳暗花明又一村，慢慢恢復自信，步上康莊大道。

然而回到台灣以後，由於轉換生涯跑道，踏上過去從未全職參與的醫學教育，又適逢其會地趕上台灣成立「醫學院評鑑委員會」，有緣與幾位具有共同理想的醫界前輩共事，而一頭栽入了醫學教育改革的列車。這期間又受邀進入教育部「醫學教育委員會」工作，不知不覺成了台灣醫學教育界的「大老」。

漸漸地，我發覺受邀的演講有時並不是真正自己學有專精的領域，而國內比我更適合談這議題的學者卻沒有受邀，有時我被受邀在大會介紹自己並不熟識的演講者，而實際上邀請這位學者來台的「識才伯樂」卻沒有這份榮幸介紹他的朋友。最初我常因此而感到不安，但久而久之，也了解國內沿襲已久的風氣，而漸漸習以為常。

當我開始注意到這問題時，我發覺在受邀演講並非自己專精的領域時，雖然感到「心虛」，但說實話，我會因此而「虛心」用功，多讀了不少資料準備，而應驗了教育界常說的「最好的『學』就是『教』」、「為了教別人，只好自己先練功夫」。

坦白說，這種因推辭不掉而抱佛腳，對我這種已經不需準備考試的老人是最好的進修機會，因此這種被「逼上梁山」的壓力，意外地使我有機會獲得我所需要的「繼續教育」。

但要我在大會介紹演講貴賓一事，我卻對這種「殊榮」有所保留。如果這位講者是我認識的朋友，或者是因為我深知這位學者的專長而推薦大會邀請的貴賓，我會義不容辭欣然擔任在演講前介紹貴賓的「主持人」，可是，有時我接到這種邀請時則會感到受寵若驚、驚惶失措，因為這位講者可能名聞遐邇，但其專長並非自己所長，或者實際推薦這位講者來台的國內學者反倒沒有機會上台介紹，使我感到「心虛」。經過幾次這種安排，我開始自我警惕，提醒自己是否應當回絕這種邀約。

幾年前我從醫學教育的第一線退下來，我才領悟過去不假思索就接受邀約而造成自己「心虛」，而不知不覺喪失了自己的「虛心」。

我決定從今起，不再接受不好意思回絕的邀請，但有時候當我發現對方誤以為我只是客氣而已，我就祭出自己思之再三早有擬定的「婉謝詞」：「謝謝你告知我這個精采的教學活動，如果沒有時間衝突的話，我會參加。但是這種主持人的殊榮，應該留給國內該主題的專家，或是熟識這位講者的國內年輕學者，因為他們需要讓更多的人認識他們。」

而如果對方是老友時，我總會附加上一句自己別出心裁的打油詩：「容許我做『虛心』的聽眾，但不要害我做『心虛』的主持人。」

這幾年來我一直在思考中文「虛心」與「心虛」這兩個詞，雖然它們只是兩個字的倒置，但居然會有這微妙但迥然不同的意義。各種文字都有其獨特的「美」，而有些就是無法傳神地翻譯。對我而言，這兩個詞不只是文字之美，更是我深思自省的「關鍵字」。

在結束本文之前，容我說出發自內心的呼籲：希望大家都能秉持「虛心」而君子自強，一旦自覺「心虛」就應讓賢與能。讓我們一起努力，改變台灣社會習以為常的「官大學問大」的風氣。

於二〇二〇年十二月發表

# 醫師的社會形象

疫情開始以來，到運動中心游泳，從停車場進入電梯之前，總要填寫實名制資料，常會碰到一位個性開朗的中年女性管理員。昨晚她主動稱讚我年紀這麼大，還常來運動真不簡單，並問我是否還在工作，就這樣子一問一答，「還沒退休？」「做什麼工作？」「哇！做醫生，哪一科醫師？」「哪個醫院？」「這個年紀還要救人，真不簡單。」接下去就是一堆我承受不起的恭維。還好有幾個人等著要登記入場，才得脫身。

其實，這也不是第一次聽到對醫師這職業的反射式讚譽，但這幾天因為看了一篇美國醫學會雜誌（JAMA）二〇一〇年措辭犀利的論文〈社會對醫師的觀感：騎士、騙徒或士兵？〉（“Societal Perceptions of Physicians: Knights, Knaves or Pawns?”）而這問題一直縈繞我心。「騎士」與「士兵」是耳熟能詳的西洋棋棋子，但knaves這字倒是我第一次看到，而中英字典的翻譯竟是非常不雅的「騙徒」、「無賴」。

這篇由兩位美國醫師執筆的文章，首先說明他們沿用英國社會學者研究二次世界大戰結束以來，英國國民接受年金補助的心態改變。他們將人們分為自發自動、有理想的「騎士」，只關心自己的利益、不顧別人的「騙徒」，以及被動因循、自我要求不高的「士兵」。這篇社論的大意是，如果我們認定醫師大多是能自律、不用規定也能符合職業道德的「騎士」，那政府就不需制定太多規範，否則為書掣肘，反倒使他們無法做專業認為應該做的事；但如果社會觀感認為醫師大多是只顧私利，罔顧病人安危的「騙徒」，那政府就要以防範小人之心，訂定罰則，執法從嚴；如果社會觀感認為醫師都是自我要求不高，只關心不要抵觸法令的「士兵」，那政府就需要制定法條細則讓醫師遵守，才不會傷害病人。

最後他們的結論是，「目前的醫療照顧品質不一、呈現明顯的醫療浪費或甚至詐欺，以致於美國的醫師被人認為不是『騙徒』、就是『士兵』，而很少是『騎士』。然而真正導致大眾對醫師的不信任，並非都是來自一樣的問題，事實上我們的健康照護系統仍然有不少的『騎士』醫師。」

回國這二十幾年來，我有幸參與教育部醫教會、醫學院評鑑委員會、衛生署（現在的衛福部）醫學倫理委員會以及醫師懲戒委員會。很遺憾地，我確實看到了「醫師並非都是『騎士』」的事實，尤其多年在醫師懲戒委員會的工作，更讓我見證了醫界的確有一些令人齒冷的「騙徒」。

如果醫師都是可以讓人景仰信任的「騎士」，那將是醫療的烏托邦，但是在邁向這個目標的路上，個人認為醫學院、醫院與社會都要共同參與，才能實現這個理想。

首先我們要能有更好的「選擇醫學生」的辦法，而這絕不只是考試成績「一試定江山」。我們都深知聰明但沒有道德的醫師，比不聰明但謹守本分的醫師對病人的傷害更可怕。我們這幾年來對醫學生的選擇非常用心，但我們還是要問，我們的甄選方法可以分辨「騙徒」、「士兵」與我們所要的「騎士」嗎？

在醫學院的醫學教育中，除了利用各種科技、言教、身教，讓醫學生學到「診斷治療」之外，還要用心檢視「產品」出廠之前的安全性，做好「把關」，確保在他們畢業之前，不是「士兵」，更不是「騙徒」。

然而，更重要的是大環境，如果醫院大多是營利為主的極端企業化管理，社會人士（包括病人與家屬）只關心自己的權益、不守秩序、不尊重醫護人員，這種「騙徒」充斥的大環境，又怎能期待我們能培育出秉持理想的「騎士」醫師呢？

這幾年來定期的游泳已經成了我靜思反省的好機會，今晚的悠閒長泳，因為這位管理員對醫師這職業的肯定，使我更用心思考如何使醫師的社會形象更上一層樓。

我猛然發覺，這不是只有片面要求改善醫學院、教學醫院就能做到，我們的社會需要有一群「騎士」同心協力，登高一呼，讓醫學教育與公民教育同步改進，台灣才會有好醫師。

於二〇二一年二月發表

# 開心的實驗

三星期前，我與內人突然想到我們自從十三年前從台北市搬到紅樹林以來，已經很久沒有到大安公園漫無目的地閒蕩，因此我們在一個難得的無事可做的週六舊地重遊，享受了好久沒有的輕鬆快活。回到家，只覺得思濤洶湧，隨手記下了當時的感觸。今天翻閱這個月來的手記，發現大安公園的舊地重遊最有意思。

鳥語花香、生意盎然的景色是大安公園最大的賣點。鮮紅豔麗的花卉、水中的魚龜、空中的飛鳥帶來一片祥和悠閒。大部分的遊客都是微笑和氣、悠閒自在，沒有慌慌張張的趕路人。公園小徑的路邊長椅也都十分別緻，一坐下來都不想再站起來。連一隻可愛的小狗在解便之後，也乖乖從容地聽任主人擦拭善後。

自從我們搬到紅樹林的家，我們最喜歡的週末活動就是沿著步道走到淡水。走出家門不到幾分鐘就進入兩側都是水筆仔的探幽小徑，與內人靜靜地走在一起，偶爾想到什麼，忍不住脫口而出，兩人就開口大笑，而最高興的是重溫自己童年時代住在淡水河邊，面對淡水河、觀音山，看到白鷺鷥成群飛翔的景色。但這幾年很明顯地看到鷺鷥漸漸減少。想不到在大安公園裡的人工湖，我們竟然看到幾十隻「夜光鳥」（夜鷺）群聚在一株樹，而湖裡有那麼多的大鯉魚、大烏龜也使我想起回國後陪著九十幾歲老父清晨在中正紀念堂，在花、樹、池塘邊，傾聽他老人家暢談的「智慧之語」。

看著樹上蹦跳的松鼠，也想到當年我們大兒子闊別一年後由台灣來明尼蘇達與我們團聚，週末常帶著他到公園玩，記得在Minnehaha Park初次看到繞著樹木跑的松鼠，他就揮舞著手上的樹枝，繞樹追趕松鼠，跑到天旋地轉喘不過氣才停下來的可愛樣子。最妙的是我們兩人睹物思情時，總會莞爾一笑想到同樣的回憶。而今當年蹦蹦跳跳的小孩現在已年近半百，而他們的兩個小孩也都比當年繞樹逐鼠的他還老。

我們本來回國圓夢的計畫是希望能做一些當年在國外時想要回報的事，同時與家人一起照顧當時已九十一高齡的老父。我們與兩個兒子約好當我們六十五歲退休後，如果阿公已經過世，我們沒有理由繼續留在台灣，就可回美定居享受天倫之樂。

沒想到父親一〇一高齡過世時，我正好六十四，但我卻因為各種奇妙的因緣使我決定了「向退休之念暫說聲再見」，而在【杏林筆記】抒發了當時的決定。這樣子又過了十幾年，但我仍然在自己的工作找到意義，而愈來愈覺得很難離開台灣。

在公園裡我看到了許多老人，有些鶼鰈情深攜手同行的老夫婦，讓我們不覺自問，等到我們到了他們的年紀，還能像他們那麼健康幸福否？看到一些獨行於公園小徑的老人，不覺自問我們的將來又會是如何。內人笑我，獨行老人的另一半也許比他健康自在，只是另有要事不在身旁，或是兩人剛剛賭氣，我幹嘛總會想到獨行的都是鰥寡孤獨，兩人不覺大笑起來，這些莫名其妙的多愁善感在笑聲中頓時灰飛煙滅。幾家歡樂幾家愁，我又何必多管閒事？最令我傷感的是看到一些孤獨老人默默坐在公園的長椅，而照顧他們的外籍看護聚集在一起，用他們的家鄉話大聲開懷地開他們的「同樂會」。這些場景又使我們不覺想到自己的將來……

突然間我想到這大安公園如果沒有當年黃大洲市長的遠見與魄力，我們有可能在這裡享受嗎？記得建造大安公園時，我還在國外，聽過許多反對的聲浪，還記得有位眷村老榮民自殺抗議，黃市長的連任失敗有可能與堅持大安公園的計畫有關嗎？「前人種樹，後人乘涼」，有人感佩黃市長的高瞻遠矚嗎？

倘佯於美景中，也看到不少維護照顧公園草木的職員忙於工作，也想起了為新冠肺炎日以繼夜的官員，有這種閒情逸致，像我們一樣，在大安公園閒蕩嗎？謝謝這麼多「無名英雄」，我們才有這愉快的「浮生半日閒」。

這臨時起意的舊地重遊，享受美景、追憶、更了解自己的內心世界，真是個打開心扉的成功實驗！

於二〇二一年五月發表

# 怎一個老字了得

最近看了一部介紹宋代女詞人李清照的影片，而有機會回味她那膾炙人口的《聲聲慢》，尤其最後那句傳神的：「梧桐更兼細雨，到黃昏、點點滴滴。這次第，怎一個愁字了得！」突然想到將她的那「愁」字改為「老」字將可以寫出最近一直縈繞我心的幾年後即將步入「由耄（七十至八十歲）入耋（八十至九十歲）」的內心寫照。

愧對老人：步入老年，才想起自己年輕時「言者無心」，而傷了逐漸老化「聽者有意」的父母。父親比我更早掉髮，但我常笑說「爸爸的理髮師最好賺，沒幾根頭髮還要那麼常去理髮。」媽媽走進我書房，笑一笑又走出去，我缺德地笑說，「媽媽，你又忘了你來找我做什麼嗎？」曾幾何時，才領悟到自己曾經傷害了老人家最敏感的弱點。

老相畢露：這幾年來頭髮、皮膚、步伐、體態都已是不折不扣的老人，在捷運被讓位已不再羞慚尷尬，碰到一位久未見面的友人，第一句話居然說「你都沒變」，忍不住白目地回他一句，「我過去曾有滿頭烏髮。」

不再聰明：年輕時戴近視眼鏡只覺趕上時髦，絲毫沒有傷感，但這幾年要拿下眼鏡才能看書，接著配了雙焦眼鏡，現在更是看書一久就視茫茫。最近與人對談或上課開會，常聽不清楚，尤其是女生的問話最有困難，檢查之後才發現聽障，尤其對高頻率的聲音更有問題。配上助聽器，才知道幾年來，少聽了不少話。也才知自己已是耳不聰、目不明的老翁。

超前部署：這年紀再也不能因為「忌諱」而避談「生命終點」。最近長我八歲的大哥得知台灣通過「病人自主權利法」，主動要我替他安排在我所工作的醫院，在「預立醫療照護諮商門診」接受社工師與精神科醫師約談，而能未雨綢繆，在身心健康的狀態下完成了「預立醫療照護」的簽署。他們三人並且在【醫病平台】分別寫出這方面的看法與作法，而這難得的機會也讓我得以更進一步深思對自己生命的「超前部署」。

鰥寡孤獨：前幾天一位同事與我談及老年喪偶的隱憂。他問我對一些風雲人物在晚年喪偶後再婚，持怎麼樣的看法。我說，「很難想像這如果發生在自己身上，我會如何，所以絕不敢批評別人的續絃或再嫁。」我告訴他，我曾經與內人談到這問題時，情不自禁脫口而出，「如果我先走的話，妳一定要再嫁，千萬不要讓孤獨使妳的晚年難過。」想不到這位在醫學院求學時晚我兩年的「學妹」，卻以四兩撥千斤的功夫，使出讓我不知如何以對的「妙招」，「你別想死後還要對我下指導棋」。同事落井下石地即時加了一句，「娶了聰明的妻子就是有這種副作用。」

何時退休：這是最近常會想起的問題。醫師這職業的確需要體力與腦力，否則對病人可能構成傷害而不自知。然而我們也見證許多前輩老師行醫多年所累積的經驗、睿智與道德倫理的判斷是傳承的精髓，也因此很少國家明文規定醫師需要停業的年齡。

所以醫師何時結束專業生涯，唯有仰賴個人如何評估自己的能力以及對社會大眾的責任感。這幾年我已盡可能不再接新病人，但對照顧多年的病人與家屬，我能體會他們不願轉看其他醫師的情意。箇中拿捏的確是行醫生涯最難的一關。

事實上，我不時提醒自己，臨床服務一定不能因為自己的體力、腦力、情緒，而影響臨床判斷，危害病人。哪天自己發現有這跡象，我一定會知所進退，不能等到出了事，才後悔莫及。

至於自己最喜愛的教學與寫作，也會在自己發現力有未逮時，就閉口封筆，退出江湖。

在這新冠肺炎壓境之際，也許有人會擔心我這把年紀還到醫院工作，但個人倒覺得在這關頭，雖然無力從事第一線防疫工作，但還能繼續披上白袍，像這幾天以電話為老病人看診開藥，免得他們在疫情盛行之際，還要到醫院拿藥，更深感這職業的意義。

但我非常清楚，「老」是人生必經的一站，我會謹記邱吉爾的瀟灑名言，「酒店關門我就走」。

於二〇二一年七月發表

# 在家度假

時間很快，望穿秋水的前後一共十二天的假期終於到了最後一天，清晨五點不到就驚醒過來。想想這麼多天都沒設鬧鐘的好日子，轉眼就要過去，也該與自己算算老帳，這幾天做了多少自己想做的事。

「整理書房」是一件計畫很久的大事，記得看過一個電視節目介紹「斷捨離達人」，報導日本有種專門替客戶（好像以老人為主）丟東西，把一大堆捨不得丟而亂七八糟的家，整理得乾淨俐落的服務。想想每個人總有一天要走，到時捨不得的東西也不能帶走，倒不如趁自己還能作主時做個了斷。

但在這假期的最後一天，才發現我雖然丟了一些書，但好像又找出一些非得好好珍藏不行的書、雜記、相片。這是一個徹底的失敗，但也只好自我解嘲，「我還不能走，這世間還有太多我想看的好書。」

很意外地，發現自己收集了這些「好書」，有些竟然沒翻過幾頁。不覺想到，至少我要做一件對得起自己的事，雖然沒有成功「斷捨離」，但找到了一些需要及時深讀的「遺珠」，這才不會有「恨」。但我還是不敢將這些書名公諸於此，以免日後好友問及讀後心得，才發現自己還沒有付諸實現。

倒有件長久以來一直想做，但卻從未付諸於行的事。我有個習慣，將捨不得丟掉的或提醒自己需要回覆的信件收藏在某個角落，最近發現居然有將近五百封的電子郵件是我用「紅旗」（flagged）的方式提醒自己要處理。這十天來的「重溫舊信」，有些即時寫出回信，竟引來一些舊友「驚喜的重逢」。不覺自問，為什麼我們總要等逢年過節才寄卡片互相問候呢？這次閉門度假最大的醒悟，就是人生要瀟灑地「天天過節」。同時我也才發現不少不忍丟掉的信是來自學生與病人，也印證了回國這二十三年我最關心的就是醫學教育與醫病關係，不覺深感欣慰，自己還是秉持初衷，沒有見異思遷。

年輕時我曾對古典音樂有很深厚的喜愛，但這幾年變得十分生疏。最近因為透過大哥的開路，使我找到生活上非常有幫助的助聽器，加上現在的電腦科技應用，我又重享聆聽古典音樂的喜樂。最讓我興奮的是，最近我有機會找到貝多芬第九交響曲的合唱歌詞，德國詩人席勒〈快樂頌〉的德文原文（Ode an die Freude）以及英譯與中譯，而對這樂曲有更深的了解。同時在這假期中，我又重看了一九八九年柏林圍牆倒下之後，當時的美國紐約愛樂交響樂團指揮伯恩斯坦在當年的聖誕節，在柏林指揮由東西德以及國際知名音樂家共同演出的貝多芬第九交響曲的Youtube影片。這音樂會有幾點特別的地方：這次演唱會經德國國民同意，將原歌詞的Freude（快樂）改為Freiheit（自由），而「快樂頌」變成「自由頌」（Ode an die Freiheit），當天演出的合唱團成員不只是成人，又加入人數不少的兒童，象徵東西德統一之後，需要新生代的國民一起重建自由民主的新國家。

同時我也用了不少時間，深思五年來我們團隊所建構的網路專欄【醫病平台】的將來。在這醫療團隊與社會大眾可以平起平坐的園地，彼此分享對醫療環境以及生老病死的看法，透過醫病彼此了解對方的看法，希望能進而改善台灣的醫病關係。我也找到幾個新主題，邀請了幾位醫界或社會人士撰稿，也對往後的方向有更清晰的想法。同時，我也意識到台灣老年人口激增下，醫療團隊、醫學教育與社會大眾都需要更了解老人的需求，更重要的是，我們應該鼓勵老人了解如何保養健康，讓親人了解個人對生命末期的看法，以避免將有限的醫療資源，浪費於延長老人的痛苦。

由於疫情嚴峻，外出度假於心不安，所以在這個假期完全沒出遠門，只是讓自己離開工作，深入思考再幾年當自己完全退休時，如何過我剩下的人生。「閉門思過」是太嚴肅了，我倒是很喜歡谷歌的新字，「homecation」（vacation at home，在家度假）。

「休息是為了走更遠的路」，我現在更了解這句話！

於二〇二一年十一月發表

# 23這個神奇的數字

前幾天我突然注意到今年對我來說，是個非常不尋常的年。我在一九九八年與內人結束了在美國「23」年行醫教學的歲月，想不到回國服務，轉眼間又過了另一個「23」年。

第一個「23」年（一九七五年至一九九八年）：

記得一九七五年我在台大醫院神經精神科完成四年住院醫師訓練，又做了一年主治醫師，內人也完成了住院醫師訓練，我們雙雙到美國明尼蘇達大學醫院受訓。由於美國並不承認國外的畢業後訓練，所以我又從第一年神經內科住院醫師開始做起，完成整整三年的住院醫師訓練，接著我又接受一年的癲癇與腦波專研醫師訓練，而後轉到堪薩斯大學醫院，展開我的教學、服務與研究生涯。十九年後，我終於回到故鄉。

坦白說，在國內求學就職一直相當順利，很少受到挫折，但初到美國時，因為是有生以來首次出國，生活習慣很難適應，同時發現自以為沒問題的英文竟是一大問題。我聽不懂許多美國人的slang（俚語）或幽默，而對方也聽不太懂我帶有口音的英文，自然而然，別人無從「公平地」評估我的能力。因為語言文化的隔閡而嘗到的酸甜苦辣是在國內從未遭遇到的經驗，也才有機會嘗到被誤解、歧視的滋味。

由於對腦波的興趣，很自然地我的興趣也轉向腦波最有臨床診斷價值的癲癇。透過長期照顧因為癲癇而遭受誤解與偏見的病人，才了解罹患被汙名化的疾病者的內心世界。

不知不覺因為自己早期在美國所遭受的溝通困難，以及照顧癲癇病人的心得，使我能對弱勢族群「將心比心」，而這「同理心」（empathy）的培養使我對病人的感受更具有「敏感度」，更了解在醫病籓籬另一邊的感受。

第二個「23」年（一九九八年至二〇二一年）：

回國是有許多因素，但希望回國參加兄弟姊妹們照顧當時已經九十一歲的老父是最大的期待。當我加入慈濟醫學人文學院時，李明亮校長問我回國想做什麼，我回答了一些與癲癇相關的工作時，他反問我一句「這些都是你留在美國可以做得更好的事，難道你不想做一些台灣亟需，但卻仍然很少有人全心在做的事嗎？」這聲「獅子吼」頓時驚醒夢中人。他說，「我放下了我做遺傳的研究，全心全力從事台灣更需要的『醫學教育』，我們可以『一加一大於二』一起奮鬥，好好替台灣的醫學教育做一些事」。

就這樣子我走上了醫學教育這條「不歸路」。後來李校長走上衛生署（今之「衛福部」），而我參加黃達夫醫學教育促進基金會、台灣醫學教育評鑑委員會、教育部醫教會，以及推動醫學人文教育的工作。

雖然我對行政工作一向沒有興趣，也沒有能力，但因為工作上的關係，我看到許多我所不齒的事，不得不挺身而出，也因此得罪了不少人。事後雖然有些後悔，但看到自己的執著，而擋下一些在醫學教育不該發生的事，也帶來一種「成就感」。有時午夜夢迴，後悔自己又何必如此認真，尤其是在醫學院評鑑的路上，我因為堅持，而遭受一些人身攻擊。但為了維護評鑑的公信力，我還是做了應該做的事，也看到了醫學教育評鑑的落實與進步。

在這條路上我也領悟了「成就感」遠比「成就」更有意義。在一次返美探親時，探訪了退休多年、亦師亦友的齊格勒主任，他問及我回台以後的研究、論文、升等時，我很坦白回答，這些都是別人看得到的「成就」，但我回到台灣以後才領悟到，雖然他所問的「成就」我都沒有，但我卻覺得返台所做的很有「成就感」。想不到當時已近九十高齡的他，竟對我說，他是退休幾年後才悟出「成就感」遠比「成就」重要，言罷，我們相擁而泣。他老人家已作古多年，他女兒寄來的他生前交代要送我的藏書還擺在我的書架，一切有如他還在我的身旁……

寫到這裡，不覺自問，我的人生還會再有下一個更精采的「23」年嗎？

這個奢望如果實現，那時我將正好一百足歲，哈！誰說不可能，家父活到一〇一歲！

人生如夢，有夢最美，我就繼續做我的夢了。

於二〇二一年十二月發表

# 行醫的心靈饗宴

幾天前一位照顧多年的病人興致勃勃地告訴我，她在整理房間時找到了二〇〇二年八月二十六日在《自由時報》「自由廣場」的剪報，「就因為這篇文章，我才有緣認識你。」

這是一篇我以〈老師，請您幫幫癲癇病童〉為題，呼籲社會大眾需要了解癲癇病人的痛苦。她指著已經發黃的報紙，告訴我，該文的這幾句話給她的生命帶來轉機：「複雜型局部癲癇發作時病人目瞪口呆，動作重複，意識混淆無法交談，更常被誤以為精神病」。她說當時她常會在很熱的天氣，突然站起來去關掉冷氣機，並且喃喃自語地重複「好冷喔」，此時她無法與人交談，直到幾分鐘後，才慢慢回過神來，很尷尬地發現同事們都瞪著她。有一天她的同事看到這篇文章，說服了她來看我。

後來我們透過問診以及腦波檢查，證明她的確是有癲癇，而服用抗癲癇藥之後，就不再發作。只是幾年後，我們慢慢減藥時，癲癇又復發，以至於她到目前還得每天服藥。接著她母親因為進行性類巴金森氏病的腦幹退化，也看了我幾年，她們姊妹常陪母親來看病，而我也與他們家人都變得很熟。幾年前她被發現乳癌，在我們醫院接受開刀而幾年來的追蹤也都一切正常。最近因為長期失眠以及憂鬱，也在我們醫院的精神科醫師的治療下情況穩定。

這病人最後告訴我，當她找到這剪報時，心中有說不出的興奮，因為上次就診時，她曾經問我，她看我多少年了。我查了電腦才發現她是在我們醫院病歷電腦化之前就開始看我，因此從電腦資料也看不到她初診的日期。想不到她這次整理房間時找到這篇文章，由此推算，她應該已經看我整整二十年了。

臨走前她問我，「你當初寫這篇文章時，是否想過會有關心病人的同事看到這篇文章，而使病人與你結緣？」不覺使我感到醫病的緣分真是奇妙的偶然……

最近我與一位年紀相近，深交多年的美國醫師在信裡分享照顧病人的心得時，我們都因行醫多年從病人端得到許多意想不到的回饋，而深感行醫生涯其樂無窮。我與他分享一個小故事：當我與內人一九九八年決定離開美國回台定居時，把最心愛的「玩具貴賓狗」Presto託我的社工同事收養。想不到她意外地在與鄰居閒聊時，發現鄰居是我過去照顧過的癲癇病人，而這鄰居對Presto非常疼愛。幾年後小狗過世，她居然要求將牠的骨灰葬在他們家的後花園，並做了一個別出心裁的墓碑，上面刻著「Presto Lai」以及牠過世日期。這位美國醫師朋友告訴我他非常喜歡這故事，希望我與他分享Presto以及這墓碑的照片。

幾個月後我驚奇地收到一個精心製作的木板畫，「Presto被人用手托著，趴在刻著Presto Lai 9.30.02的墓碑上」。這才知道這位仁兄退休後重拾年輕時木板畫的興趣，他很感性地附上一封信，與我分享在他年輕時遭受到愛妻因為乳癌早逝的打擊，因而領悟到當你付出太深的感情，代價是非常高。雖然後來的第二次婚姻十分幸福，但婚後很長一段時間，他不敢把全部的感情付出。他語重心長地說，想不到因為彼此的回憶，發現我們都經由行醫與病人結緣，而衍生出許多人生不可預料的故事。

更想不到，正沉浸於往事的追憶時，一位多年的老友寄來他剛找到的我們一九九七年寄給他的聖誕問候信，才發現這信的最後提到我們兩個兒子都到西岸上大學，幸虧「空巢」時還有最年輕才八歲的 Presto 相伴而帶來許多歡樂，不過因為小狗成了家中的「獨子」，所以被寵得無法無天，這更加深了我對「故人」的懷念。記得美國一位非常有名的醫師作家威廉斯醫師（Dr. William Carlos Williams）一生忙於行醫救人，但他還寫出許多膾炙人口的散文與詩歌。曾經有記者問他，「如果沒有行醫，是否會有更多時間寫出更好的作品？」想不到，他的回答是行醫使他增廣人生經驗，加深生命感受，而產生豐富的寫作靈感。如果沒有行醫，他不可能寫出這些作品。
自己何其有幸走上行醫這條路，享受到豐盛的心靈饗宴。

於二〇二二年五月發表

# 天有不測風雲又一章

疫情的影響使我們夫妻整整三年沒見到在美國的兒孫，好不容易等到疫情緩解，終於向醫院請了一個月的長假，先到西雅圖探望老二家，再開車到加拿大溫哥華探望親友，而後一起飛往堪薩斯市探望老大家，以及一些久違的老友。想不到從台灣飛往美國的機上發生了一些始料未及的事，引起不少省思。

長途越洋的飛機上座位可以幾近平躺，沒想到這次睡不著覺，要坐起來寫東西時，發覺按了幾次轉換床位角度的按鈕，都沒有反應，但又深恐驟然由平躺奮力坐起會引起背痛宿疾的復發，只好在那有限的空間小心翼翼地變換姿勢，終於下了床，不過還是無法調整床位。幸好，行前考慮到這麼久沒有長途飛行，特別準備了嶄新的護腰，即時披上，並向空服員求救。

最初來了一位空服員做了許多努力，床位仍然不動如山，接著來了第二位，最後是機艙四位空服員通通到齊，在「群醫會診」之下，一個指揮，一個按鈕，兩個用力推動，才叫醒了這位「床大人」，小姐們一陣歡呼，我也感激得不得了。

但想不到兩個小時後，我想躺下來睡覺時，又是「咖咖」幾聲，床位無法放平，再下來又是群醫會診，慌成一團，這時的我突然懊惱此次票價，遠比過去漲得實在離譜，又碰到這種問題，一時心情低落，差點冷言相譏。幸好機艙的另一端一個小孩哭聲震天，幾位空服員才不得不暫時撤軍轉換陣地。就這空檔，我才回過神來，驚覺自己怎會變得如此焦躁？

不覺想到，現在被這小孩吵得沒辦法睡覺的乘客，相信也與我一樣付了比過去貴很多的機票才訂到這艙位，難道他們能抱怨嗎？看到幾位空服員疲於奔命，想起剛才差點說出口的話，不覺感到無地自容。

最後她們總算忙完了，又回來幫我，在她們鍥而不捨的努力下，床位終於再度回復正常。她們非常客氣地向我道歉，並告訴我下次要改變床位時，試著慢慢調整，應該不會再有問題。

夜深人靜，我開始平心靜氣地自省，很明顯地我以機票價格飆漲與床位突發狀況導致的負面情緒，差點一併發洩在無辜的空服人員是非常的不合理。希冀享受理想的座位就要多付一點錢本來就是天經地義，而機票的漲價與工作人員完全無關，座位故障更非機上服務人員之過。相對的，我應該想到在這夜深人靜大家都在休息的當兒，這幾位服務人員這般勤奮地幫忙我，自己應該是感激都來不及，怎麼還想出口傷人。

更沒想到的是快到西雅圖時，突然發覺自己的護照與防疫證明不知放在哪裡。飛機降落，拿下所有隨身行李之後，我還是沒看到我的證件。這時開始慌亂起來，想不到麻煩她們整晚的空服人員又現身幫忙，後來清潔人員上機之後，她們又與這些清潔人員交代，請他們注意。而後陪我們最後下機，並告訴我，她們已經與台北辦公室聯絡，請他們注意是否有可能護照在上機時掉落在登機途中，空服員考慮所有可能性的周詳，讓我十分感動。

後來航空公司還有一位小姐陪我拿到所有行李之後，一起排隊驗關，等到輪到我時，還幫我請教海關人員，我的入境以及再下去可能需要考慮的一些變通辦法。

坦白說，過去經常旅行，從沒經歷過這種考驗，一時有說不出的驚惶失措。後來我們被引導到機場後面的入境辦事處，等了很久都還輪不到我們時，從沒有宗教信仰的我，突然低頭祈禱，接著再度懷著希望重新搜索，想不到居然在自己已經找過幾次的護照皮夾內小袋子裡赫然找到。山窮水盡疑無路，柳暗花明又一村，不覺喜極而泣。

今天才發現自己在壓力下竟會變得這般焦躁無理，也才想到過去長達半世紀的醫療服務，曾經在急診處、加護病房見證病人、家屬加諸於醫療團隊的語言暴力，也才深深體會到，如果醫病雙方彼此提醒「同理心」，這些「無可理喻」的行為應該是可以避免的。

活到老、學到老，不覺慶幸透過這段「不測風雲」，讓我深深領悟了「修養」的重要。

於二〇二二年八月發表

# 三代同堂 四代相憶

七月底返國，經過3＋4的居家檢疫／隔離，終於重返自由。恢復上班的第一天，一早進入辦公室，打上領帶、披上白袍，自拍一張照片，送個簡訊給妻兒「已經回到辦公室，三十五天沒發動的車子及腦袋，證明都還管用！」整整四個星期在美國與兒孫重聚的快樂假期就此畫下圓滿句點。

第一站到西雅圖，探望一年多前由北加州搬來這裡的老二，之後一起飛到曾經住了十九年的堪薩斯市（KC）與老大一家人重聚。因為疫情的關係，我們已有三年沒見，老大的孩子已是十八歲的少女與十五歲愛好運動的少男，而老二剛過八歲生日的男孩調皮搗蛋依舊如故。三年來他們長高不少，但想不到他們最大的興趣還是阿公的禿頭。才一見面，十五歲的孫子就要大家看他手機珍藏的一張老照片。他得意地告訴大家，這是好幾年前他在我背後叫「阿公，看上面！」我一抬頭就聽到他手機快門喀嚓一聲，以及他的歡呼，「我照到阿公的禿頭！」我說，你有我的基因，不要像我當年笑我父親，現在才後悔。同時我也告訴他們，他們的父親有一年送給我非常棒的生日禮物，一個擺在桌上的小木塊，上面寫著「上帝只做了幾個完美的頭，其他的都用頭髮蓋起來」。全家哄堂大笑，這是我最懷念的片刻。

兩小孩都記得小時候我常帶他們到KC皇家棒球隊球場看球賽，但這次是他們帶我在KC看皇家隊的比賽，在西雅圖看水手隊的比賽。球場歡樂一片，我們也不覺拿下口罩，喝汽水吃薯條，享受好久沒有的歡樂時光。

記得二〇〇三年我們賣了在KC充滿回憶的房子，想不到交屋時，台灣正好籠罩在SARS的壓力，我身為醫師不敢冒然出國，所有家中陳設均由兩個當時已離開KC的孩子回去清理，而將近二十年還堆積在老大家中的幾箱相簿，這次也在二媳婦的幫忙下，成功地將一些珍貴照片由厚重的相簿剝下或以手機照下，保留了魂牽夢縈的過眼雲煙。

離開KC回到西雅圖，老二安排我與他們父子到Puget Sound出海釣鮭魚，這真是最刺激的經驗。他預約了一艘專門招待遊客釣鮭魚的汽艇，船長準備了釣具釣餌，沿路解說釣魚的技術與政府對鮭魚的保育規定。一家三口沉浸於釣魚之樂，想起自己小時候，父親常以學校表現不錯，就能隨他到淡水上船垂釣，回憶往事，享受「兩輩子」的天倫之樂。同時因為當天清晨六點就已上船，我們還享受了晨曦、霧氣、山明、水秀的美景，真是天上人間。

這段假期我有幸拜訪了兩位我非常敬重的友人。

一位是高我十二屆在溫哥華行醫多年的退休老醫師。他雖然老年喪偶，經歷三種重病，以輪椅代步多年，但言談間所展現的活力、幽默以及他過去多采多姿的經歷、博覽群書的習慣，帶給他的睿智與樂觀，使我們這對即將步入八十歲的學弟妹對往後的人生更加充滿信心。最讓我感動的，是他為了我們的來訪，自己做了好幾天的新冠病毒快篩都是陰性，才放心接待我們。

一位是過去主掌美國醫學院評鑑，最近退休定居於西雅圖的多年好友。

他與我年紀相近，是精神科醫師。我們在他別具風味的後院吃午餐，享受小溪的潺潺水聲與鯉魚漫游，並傾聽他如何找到退休的寧靜，使我有說不出的羨慕。他送我一個他剛完成的藝術品，是以一塊重達二點五公斤的黑石，磨成書本的模樣，上面刻畫了我的中文名字「賴其萬」。我這才明白他幾個月前在電子郵件問我，他在電腦找到我的中文名字，要確定這不是中國的簡體字。看到這位多年老友待我如此誠懇，使我感動得流下淚來。

這次的假期我圓了兒孫重聚、整理舊照以及探訪舊友的夢，加上兒子貼心安排的「反哺」使我深受感動。在這不到一個月的家人重聚，我看到兒子對孫子的關愛，想起自己當年只關心病人、教學與研究，而沒有做好父親的角色，深感慚愧，同時也因為與小孩分享自己與父親的互動，重溫當年父親對我的寵愛而感恩。

於二〇二二年九月發表

# 「薦賢莫薦醫」又一章

一位相交多年的好友因為背痛惡化，希望能在赴美演講之前治癒。他曾看過幾位神經內外科醫師，但都不建議馬上開刀，而是要他接受復健治療。但他一心只想在出國前「徹底」解決這病痛，最後找到了一位神經外科醫師願意為他開刀。

當他告訴我這決定時，我非常擔心。我問了他這位醫師的大名以及醫院，就上網查看這位醫師的背景。想不到這位醫師並沒有特別醒目的訓練背景，而且目前所執業的醫院也不是醫學中心或區域醫院等級的大醫院。我想盡辦法希望能說服他再審慎考慮，因為我看過不少四處投醫希冀找到醫師一刀解決背痛宿疾，但開刀之後懊悔莫及的病人夢魘。

當我試圖勸退這位好友時，我忍不住問他，為什麼他這般相信這位醫師。好友在LINE的回覆，我照實抄錄如下：「這段日子以來，神經科和復健科醫師，還有民間復健推拿，甚至是氣功師傅，都很努力幫我，但總追不上我惡化的速度。我知道，開刀是唯一的解決辦法。」接著他說「這位醫師非常關心我，他告訴我，他可以為我動初步手術（減壓、修骨刺，暫不加裝釘子），先讓我可以自由活動，腳腿不麻！他真是位好醫師，為我設想得很周到，很細心！開刀一週後便可望出院，然後再休養生息一個月，我才上機赴美。」

這位醫師還告訴他許多開完刀以後需要注意的生活細節，很顯然地，這位醫師的「關懷」贏得了他的信任。我雖然百般不安，但自覺再也沒有理由反對，因為我看到的是好友終於找到他可以信賴的醫師。

開刀後第二天，他寫給我的信充滿對這位醫師的感激與信任。一週後他如願出院，接著便是三不五時寫信告訴我，他如何努力做復健工作。他還告訴我，主辦單位給他安排商務艙，可以讓他躺平睡覺，不會有背部壓力，看得出他充滿信心。

接下來，我還陸續看到他身披護背在斜坡上運動的英姿，令人想起日本武士電影「宮本武藏」的模樣。不久後，他就按照原定計畫出國演講，並且周遊各地、探親；一個多月前終於平安回國。而在他與我的通訊裡，再也沒聽他談及背痛的事情。

當我更深入地自我檢討時，才發覺一個可怕的事實：曾幾何時，我竟然以為在大醫院的訓練才能保證具有高超醫術，而且深信只有留在大醫院執醫的，才是最好的醫師。

其實，醫師個人的愛心、知識與技術，並不能單純以其學經歷、執業醫院來界定。反觀今天幫忙這位好友成功脫離病痛的良醫，就是秉著他對病人的關心，他深知病人急於出國的心意，選擇做個較小的手術，足以減輕他的痛苦而不影響他的體能，而後再輔以穿戴護背、正確的復健運動；而最關鍵的是他為這病人量身定做了一個最適合的醫療，讓病人感到安全、舒適，並且可以信賴。套用一句我們常說的話，良師是「因材施教」，良醫也應該是綜合考量病人的個人因素、病痛與診斷，提供「因材施醫」的良方。

看到好友回國後，繼續元氣十足地為台灣打拚，我忍不住對自己曾經因為個人的偏見，懷疑這位良醫的能力，差點誤了好友的醫療大事而深感慚愧。

這使我深思家母遠在我念醫學院之前就常說的「薦賢莫薦醫」這句古訓，意思是說「你可以對別人推薦你心目中認為是『好人』的人，但千萬別對人推薦『好醫生』」。記得她老人家總是接著會說「先生緣、主人福」，由於這句台灣俗語較不易懂，我上網查到谷歌對這句話的詮釋：「『先生』指的是醫師，『主人』指的是來醫院看病的民眾。原指久治不癒的病人遇上對症下藥的醫生而痊癒，現也泛指某些事情，是得力於機緣的巧合而獲得成功。基本上的意思是，看病的病人跟醫師如果有緣分，彼此都能在施醫與被治的過程中順利圓滿。」

完稿之後，才發覺二〇〇九年我曾以〈薦賢莫薦醫——人情的困擾〉在《經典》【杏林筆記】專欄寫過一篇與這完全沒有關聯的故事，因此我以「薦賢莫薦醫」又一章〉為題，分享我再度透過這句寓意深長的古訓，發現自己的盲點而頓悟的故事。

於二〇二二年十月發表

# 醫者追憶往事與故人

# 由「每逢佳節倍思親」談起

小時朗朗上口「每逢佳節倍思親」，但一直到三十歲離鄉背井去了美國，才了解這句話的真正感受。想不到二十三年後決定離美返台就近照顧老父之後，又嘗到另一種「每逢佳節倍思親」之苦，這才真正體會到上對父母的「孺慕之思」，與下對子女的「舐犢之情」實在難以兩全。

八年前，家父以一百零一歲的高齡在睡夢中過世以後，我們不再有「難以兩全」的牽掛，以為從此將可全心關懷兒孫。然而自去年開始退出行政職務，每年的聖誕節與新年分別與兩個小孩的家庭共度佳節時，我才注意到，兒女沒有我們在身旁，照樣過得很快活，而這種每逢佳節倍思親的感覺，又進入新的境界。我開始沉思，兩個兒子的年齡都已步入中年，而自己當年在這年齡時，最需要的並不是給予父母「孺慕」或得自父母「舐犢」的感情，而是父母能夠分享他們的人生智慧。因此我在今年共度時，除了享受與兒孫嬉戲之外，我與兒子分享自己人生的幾次「鬧鐘驚醒」（wake-up call）的經驗。

第一次是岳父母在我們剛到美國一年後來探望時發生的。當時我才漸漸不再因為語言能力以及個性畏縮使自己無法充分表達意見而沮喪，並且逐漸因為自己敢於據理力爭重建自信而沾沾自喜之際，想不到一向謙虛待人，也是醫界前輩的岳父大人，卻注意到我的變化，他告訴內人，我好像漸漸失去過去的謙沖。他一直是我心目中的偶像，而內人轉達的訊息及時給了我一個警訊，使我免於「矯枉過正」。

第二次是我回國前一年因為體重減輕，而腹部照超音波發現疑似胰臟長了東西，後來進一步檢查，發現一切健康時，因為這場虛驚使我了解「時間不會永遠等人」，而這及時的「鬧鐘驚醒」促使我做了一個重大決定。隔年毅然束裝回國，實現過去承諾的回台服務以及學醫就是為了將來可以照顧父母，而展開了人生的第二春。

第三次是我表哥對我說的幾句重話，驚醒了我的白袍傲氣。表哥在大學畢業後就到加拿大，學成後進入加拿大外交部，是一位非常傑出的外交官。他晚年罹患醫學上仍然束手無策的運動神經元疾病（漸凍人），而回台與我商談要到中國大陸接受腦部開刀，進行幹細胞移植手術。我當時極力反對這種沒有受到醫學界公認有效的危險治療。想不到他竟怒目以對地說了一句重話：「你們西醫既然沒有能力幫忙我，就沒有資格阻擋我的一線希望。」使我深深領悟到，「當白袍沒有能力做後盾時，醫生在病人面前就沒有權威可言」。最後雖然事實證明治療無效，但他因為已竭盡所能，死而無憾。

第四次是家父在生命最後的一年多，因為幾次吸入性肺炎，而不得不仰賴鼻胃管餵食，因而嚴重影響了這位美食家的生活品質。每個月當我在家幫他換置新的鼻胃管時，他總會拒絕再插回去，嚴肅地對我表達：「這種沒有生活品質的生命不值得活。」很遺憾地，一直到他過世以後，我們才悟出，「當生活的品質與生命的長度不見得一致時，我們應當尊重病人的意願。」

接著我們到洛杉磯，探望我的姊姊與小姨，以及在各地見到一些與我年齡相近的老朋友，而發現「同一代」的對話就圍繞在老化、凋零與死亡等人生不可避免的困境，不覺想到最近才剛看完的歐文．亞隆醫師的《凝視太陽：面對死亡恐懼》，使我感慨萬千。同時我也注意到，有些朋友雖然老病纏身，卻始終對生命充滿希望，並且因為完成一些有意義的事，而變得年輕；我也看到兩對夫婦在照顧心愛的人由重病康復之後，雙方所呈現的對生命充滿希望、感激與愛情，令人有說不出的羨慕。

想不到由過去「每逢佳節倍思親」的感性人生，悟出對上一代、下一代的「思親」難以兩全，而最後恍然大悟，更重要的是珍惜自己能與至愛的兒女分享人生智慧的機會，並與摯友討論如何面對人生無常的老、病、死，才不會虛度這每個人都只能走一趟的人生之旅。

於二〇一七年一月發表

# 一位醫界奇人給我的啟發

三月初在和信治癌中心醫院新建的教學研究大樓舉辦了一場「如何培育二十一世紀的醫師」醫學教育研討會，受邀的幾位國際知名學者，有位堪稱醫界奇人的史丹福大學醫學院內科教授亞伯拉罕．佛吉思醫師（Dr. Abraham Verghese），教導醫學生看病人的表現以及演講所散發的人文氣息使我深受啟發。

佛吉思醫師有不尋常的人生經歷，父母均為篤信基督教的印度裔教師，多年來在衣索比亞服務。他出生於衣索比亞，後來舉家搬往美國。而後選擇回印度習醫，完成學業後回到美國，由於膚色以及外國醫學院畢業的背景而嘗盡各種辛酸。

他在行醫之餘，又始終無法忘懷他的作家夢，而曾經到愛荷華大學，全心投入寫作專班兩年，後來以認真看病、教學及勤於筆耕，而贏得美國廣大群眾的愛戴，最後苦盡甘來，受到史丹佛大學醫學院的青睞，成為最受歡迎的內科教授。他前後出版三本小說：《我自己的國家》、《網球球友》、《雙生石》，都是暢銷書，而且翻譯成多種語言。

當年網羅他的史丹佛大學醫學院內科主任侯維茲（Dr. Horwitz）曾說，他第一次聆聽佛吉斯醫師演講，深受他對臨床教學的熱誠以及他主張教導醫學生看病的「態度」與「技術」必須並重的理念所感動，他深信佛吉斯醫師所寫的作品可以影響更多的人性醫療。

他指出，自從佛吉斯醫師來到史丹佛以後，不只是醫學生、住院醫師有機會親眼見證佛吉斯醫師如何利用「探問病史」、「身體診察」，而診斷出過去只有仰賴高科技才能診斷的疾病。同時透過他的「傳教佈道」，揭示了醫學教育的真諦，而對一向重視研究而相對地輕忽教學的史丹佛醫學院產生重大的影響。紐約時報也曾以相當大的篇幅介紹佛吉斯醫師力挽狂瀾，希望能夠救回這「快要消失的醫術」。

我們在大會開始的前一天安排他對醫院實習的五年級醫學生做了幾場床邊教學，我有幸親睹他的身教。他對病人的態度、觀察、講解，呈現出良醫的特質：耐心、體貼、關懷、幽默，這是我在國內外多年的臨床教學經驗所沒有看過的。他指導學生報告病史的要訣，說出一句令人戒慎的金玉良言，「最重要的是你不能忽略了一些嚴重疾病的可能性，因為如果你沒有想到的話，將會延誤危害病人。」他善用技巧抓住學生的注意力，他散發出的魅力，讓學生、病人覺得可親，而願意說出他們的問題。

第二天他以「在這個劇變的醫療環境裡，哪些是不會因為時代不同而改變的？」為題，回顧過去的醫生雖然沒有今天的高科技，卻能成功地照顧病人，使病人感到滿意、溫馨，但今天的醫生看病人時，卻因有電腦隔開了他與病人，而使得病人滿意度明顯降低，同時醫生、學生、護理人員都因為要兼顧電腦紀錄與病人的問題而疲於奔命，導致醫病雙方都不滿意，並且因為疲累，而增加醫療錯誤的發生。

最後他提到史丹福大學醫學院坐落於大學校園裡，所以他較有機會碰到其他學院的教授，而獲益匪淺。他有一次與人類學教授談及，醫生與病人的接觸是非常不同於一般社交場合的人際關係。身穿白袍的醫生居然可以要求一個陌生的人，脫下衣服讓他觸摸身體的幾乎任何部位，這是一個非常不尋常的職業。所以他請教這些人類學家，披上白袍是一種儀式（Ritual），像喪事或結婚典禮，是很神聖的關鍵點，而他們也都同意，行醫就是透過一種「儀式」而達到「轉型」（Transformation），披上白袍就是轉型，讓你不得不慎重的大事。他語重心長地說：很不幸地，我們有了高科技，卻不知不覺失去了醫生需要的戒慎恐懼。醫生變得只重視實驗室數據、影像，而捨本逐末，忘了更重要的病人。他這句「行醫是儀式，是轉型」，寓意深奧，一直縈繞我心。

儘管不久的將來，電腦一按就可以告訴我們，這種「病」該用何種治療方法最理想，並預測將來有多少機率發生什麼問題，但這位醫界奇人亞伯拉罕·佛吉思醫師的叮嚀喚醒了我，使我重新看到了病人的「人」。

於二〇一七年四月發表

# 悼一顆醫學教育巨星的殞落

驚聞前哈佛大學醫學院院長費德曼（Daniel Federman）教授於九月六日過世，享年八十九歲，心中無限感傷。他曾經在二〇〇四年應「黃達夫醫學教育促進基金會」之邀來台講學，在演講、床邊教學、與病人和學員的應對以及閒談間所展現的大師風範，至今仍令我難忘。幾年後到哈佛的參訪也有機會重溫他的教誨，並在他的安排下得以見到幾位心儀多年的醫學教育大師。

聽到他過世的當晚，我上網查看有關費德曼教授的資料，找到美國內分泌醫學會在二〇一〇年採訪他的長達一個半鐘頭的錄影帶，對他精采的一生更加了解。費德曼教授一生在哈佛大學超過六十年，大學以及醫學院都受教於哈佛，並以最優異成績畢業，而在麻州總醫院內科工作六年，才升任助理教授，之後在內分泌學上大放異采，尤其是他結合內分泌學與遺傳學的研究開創了這領域的一片天，最後成為內科教授、主任、醫學院學生事務院長、教育院長，退休後一直主導哈佛大學醫學院校友會。在各種不同職務，他都非常稱職，對哈佛大學，甚至全美醫學教育貢獻良多。他在二〇一二年榮獲哈佛大學醫學院最佳教師獎時，他對自己的定位排序為，「在我自己的心目中，我是一位醫生、教師，以及行政者。」

他除了在一九七〇年代曾經到史丹佛大學當了四年的內科主任以外，其他時間都一直在哈佛大學。他說，史丹佛大學在研究方面達到巔峰之後，想借重他在醫學教育的長才，使史丹佛在教育方面更上一層樓，成為研究與教育並重的醫學院。在這四年裡，他充分體驗到史丹佛醫學院與大學其他學院坐落於同一校區，非常有利於培育醫學生關懷社會的胸襟。後來哈佛大學新任醫學院總院長 Dr. Tosteson 邀請他回到哈佛參加「新途徑」（New Pathway）課程革新，將過去傳統的大堂課，改為以問題導向的小組討論，而帶動醫學院課程劃時代的改變，進而影響全美國醫學教育的改進。在這段最艱苦的時期裡，他全程參與課程的設計，精選了「核心課程」，而展現其「策畫」、「說服」、「統籌」的能力。這位畢生為哈佛大學醫學院貢獻至鉅的學者，在整個訪談間只是平鋪直敘地回應採訪者所問的各段生涯的轉換，絲毫沒有誇耀自己的成就。他說，他深知哈佛大學是以研究為主的學術聖堂，而他年輕時就有自知之明，深知自己並不適合只走研究的路，但他認為在學術界，並不應只做「研究」，「學習」與「教學」也是一樣重要。同時他提到，他一生所經歷的各種不同職位，都帶給他不同的挑戰，而他都全力以赴以達成別人對他的期待，想不到因此發現自己始料未及的各種潛能。

當他被問及他如何得到這麼多的殊榮與際遇，他語帶詼諧地回答，有些都是來自老師的幾通電話推薦就搞定的。聆聽他的錄影帶，也充分感受到他的幽默感。當被問起他怎麼找到結婚對象時，他說他太太是他到臨床實習時第一個碰到的護理長，他在那三個月從她身上學到最多，而三個月到期，他發現他還學不完，所以就與她結婚，終生繼續學習。

看完錄影帶以後，我忍不住翻閱二〇〇四年他到台灣時的資料。當時我們邀請全國各大醫學院校長，群聚一堂討論各校如何選擇醫學生，而他也分享哈佛經驗。同時在他以「醫學教育中的人文關懷」為題的演講中，特別提到醫學院、教學醫院應該提供學員安全的環境，讓他們可以放心地自省，而不受到責難。他用了一個獨特的字眼「havened reflection」，「haven」這個字原意是「避風港」、「避難所」，而這句話也給我們留下很深的印象。

費德曼教授為人謙沖為懷，與學生溝通無礙，而學生對他的愛戴呈現於許多哈佛校友們對他的懷念。他博覽群書，善於用字遣詞，能運用淺顯的字眼，甚至能有創意地製造一些字，將一個很難理解的觀念定義解釋清楚，真是最理想的老師。我以為最難得的是他能在哈佛重視研究的學術風氣下，堅持以「教育」做為畢生的最愛，而給哈佛醫學院帶來重大的改變與貢獻。

於二〇一七年十一月發表

# 天寒地凍思往事

回到台灣已快二十年，但這幾天可能是我在台北遭遇到最冷的時候。不覺想起過去人生裡更冷的日子，那就是在美國定居的那二十三個冬天。

記得我一九七五年初到明尼蘇達大學醫院受訓時，這一生第一次看到飄雪是在值班的晚上。當時非常興奮，馬上打電話給內人，兩人非常興奮地讚歎雪有多美。掛斷電話，值班護理師問我，這是否我生平第一次看到雪？她說雪的確很美，不過相信再過兩三星期，我就知道它有多令人討厭，想不到接下去我真的吃足了苦頭。車子不容易發動，而當溫度轉暖再變冷時，路面結冰煞車時，車子不聽指揮，而且在零下的溫度從停車場走到醫院的那一小段路，感覺到冷空氣直接吸到氣管、支氣管，那種難受真是舉步維艱，苦不堪言。

三年後我們家老二出生後，老大已經要上幼稚園，所以媽媽要把出生沒多久的嬰兒包得緊緊地帶出門，開車載哥哥去上學。小嬰兒一出門碰到冰天雪地，總是把小嘴巴變成尖尖的，倒吸冷氣的樣子，令人心疼。

印象最深刻是，有一次週末值班碰到整晚持續的大雪，造成路面積雪太深，許多醫生無法來醫院上班，而我們剛剛值完班的醫生也沒辦法回家，所以我們就都留下來幫忙，結果神經外科值班醫師都忙著在開刀房處理車禍外傷，而我們神經內科的醫生除了照顧自己的住院病人，也到急診處幫忙病人的檢傷分類，等到可以回家時，我們算一下每個人當天都已經在醫院連續工作超過三十小時。

我們體驗到體能的極限，也同時因為自己能在醫院需要幫忙時盡一己之力，而很有成就感。

清掃積雪也是一件苦差事。不過特別值得一提的是，明尼蘇達州是全美國下雪最多的地方之一，但是他們清雪的能力卻是非常有效率。

冬天下大雪時，他們經常在夜間派出大車清除路上的積雪，單日清南北走向，雙日清東西方向的街道，居民都熟悉這規律，而知道大雪天哪一天哪條街不能停車。

清雪的大卡車來時，如果違規停車的就要被拖走、罰款，而有時沒有人手可以將車拖走，他們就將車道上的雪往兩側推除，所以如果停錯了街，就有可能整個車子被埋在雪堆裡。

我第一次碰到的情形就是有一天早上走出家門，找不到昨天停在家門口小巷的車子。後來聽鄰居說昨天夜裡清雪卡車來過，果然我的整個車子就覆蓋於冰雪下，而費了九牛二虎之力用大支的刮把清除了冰雪，才赫然發現車窗前夾著一張罰單。因為不諳規矩，停在不該停的街道，而吃了一張很重的違規罰單，再怎樣氣急敗壞也沒有人會同情，那種無奈的委屈懊惱之情至今仍然難忘。

在明尼蘇達冬天大家都在談滑雪、滑冰、冰上曲棍球、湖上結冰釣魚等娛樂，但對我而言，明尼蘇達的四個冬天我只有受苦，沒有享樂。不過想起來，也學到了許多人生經驗。

在結束訓練後，我們全家搬到堪薩斯州開始在大學醫院執教行醫。在堪薩斯州因為房子、院子比較大，雖說買了更高級的除雪用具，但在戶外長時間除雪還是非常辛苦，有時內人與我換班，偶爾看到在屋內的小孩，在窗口向我們揮手時，心中感到一股暖流，到現在想起那種畫面還是非常地溫馨。

我以前並不是很怕冷的人，但現在居然這麼怕冷，今天才恍然大悟，因為我沒有頭髮保溫，而頭部的散熱是一個非常可怕的現象，但這時也只能無奈地，以小孩有一年給我的生日禮物上寫的這句話自我解嘲：「上帝只創造幾個完美的頭，而其他人就只好用頭髮把它覆蓋。」

昨天晚上到新北市運動中心游泳時，敬老票通常是五十元，但今天這位管理員指著黑板上寫的字，「我們溫度降到十度以下時，就按低溫的程度打折，目前是七度，所以我們打七折。」我莞爾一笑，付了三十五元，接受政府的德政，享受了一次嚴冬難得帶來的溫暖。

人生總有無奈的時候，幸虧還有幽默感，可以幫忙我們度過難關……

於二〇一八年三月發表

# 我擁有美好的回憶

最近因為辦公室即將搬遷，翻箱倒櫃意外地發現將近二十年前由美返台後未曾拆封的一箱裝滿病人、家屬、同事在我離開時的信件與卡片。重讀這些溫馨話語以及他們對我高齡老父的衷心祝福，使我熱淚盈眶，不能自已。

一位病人的信特別感動了我。她一開頭就說，她與我已經有十九年醫生與病人的情誼。屈指一算，我從明尼蘇達大學完成住院醫師與研究員訓練後，到堪薩斯大學行醫任教當時剛滿十九年，所以這位病人應該是我到任不久就開始照顧的病人。她說這些年來最感激的並不是調藥使她的病情緩解，而是幫忙她改變了對癲癇的看法，她不再自怨自艾，回大學念完學位，開始工作，並成為美國癲癇基金會的義工。在信中她談到當時她剛從舊金山搬到堪薩斯市，只認識幾位親戚及兩三位朋友，只知道他們都不像她這般「不幸」罹患癲癇。她說當時自己可以說是一種「藏在衣櫃裡見不得人的癲癇病人」，但她現在卻是一個可以隨時上台與人分享自己有癲癇的故事，可以在電腦鍵盤上回答別人有關癲癇的問題，甚至可以對大眾進行癲癇的衛教，讓他們知道「癲癇是什麼」、「癲癇不是什麼」，「一定要按時吃藥、睡眠充足、避免壓力……」，最後，她說，「希望歸鄉後，你與家人幸福美滿，我與其他病人都會非常想念你，事實上，我已經開始想念你了……。」

一位堪薩斯大學醫院的小兒外科資深教授，寫給我的卡片祝我回鄉一路順風，同時還夾著一張樂譜。仔細一看，這是他用德弗札克「新世界交響曲」的第二樂章「歸鄉」（Going Home）的主題歌譜，以「其萬歸鄉」為名，填上他的英文歌詞，「歸鄉、歸鄉，其萬即將歸鄉，他回去尋根，他要四處走走；其萬歸鄉。我們曾與他探究他的祖先來自中國。我們很不願意看他離開，我們的心與愛會永遠跟著他，其萬歸鄉。」我與這位外科教授以前並不太熟，但一九八八年我倆一起應邀在中國鄭州「河南醫科大學」當一個月的訪問教授。那期間我與他夫妻朝夕相處，無所不談。他們看我對照中國歷史地圖，找出賴家祖譜上記載的賴家來自「河南潁川」就是今日的「臨穎」，感到非常有興趣。但他們也非常了解，台灣人不會因為祖先來自中國，而自認為中國人，就像美國人不會因為尋根，而以為自己是英國人。這些深談使我們成為非常知心的朋友，但很遺憾回到台灣以後，就再也沒有互通音信。想不到上網一查，才知他已於二〇〇八年以九十高齡過世。晚上夜深人靜，獨坐書房，不覺哼起他寫的歌，而潸然淚下。

回顧二十年前離美返台的往事，心中有諸多感慨。

首先讓我想到的是，「ＴＥＤ演講」羅伯．沃丁格（Robert Waldinger）談「什麼是人生快樂的祕訣？」這是根據一九三九至一九四二年間哈佛大學對當時大二學生開始的世代研究（Cohort Study）。在這持續將近八十年的訪談調查所研究出來的結果，發現人生快樂最重要的關鍵就是「能夠與別人有良好的關係」，這些過去珍貴的美好回憶使我深感此生無憾。

同時我也深深領悟到人生最重要的是「把握現實、活在當下」。在美國最後幾個星期的送別場合，我特別用心以錄影機捕捉珍重再見的感人片刻，希冀將來退休後可以回味。但做夢也想不到回台不到一個月，我的住家就遭到小偷光顧，結果一些貴重物品，包括照相機、錄影機，以及所有的錄影帶全被偷光，而有說不出的痛心。今天透過這些信件，我更懊悔當時因為錄影分神，而未能好好享受聚會時珍貴的聲、影、情。人生不應為了「將來」要聽、要看、要回憶，而錯失了「當下」的感動。

這也使我不覺想到幾十年前自己因為感慨明尼蘇達大學的恩師貝克教授晚年得到失智症，而寫了一篇〈有記憶最美〉，最後我說「當一個人被剝奪了『記憶』——這人生最美的東西時，人生還有什麼值得眷戀的呢？」寫到這裡，不覺因為「我擁有美好的回憶」而心存感恩。

於二〇一八年四月發表

# 追念令人難忘的好友潘靖瑛教授

約一個月前慈濟醫學院的老友邱鐵雄教授來電，告知我們的共同好友潘靖瑛教授過世的噩耗。他希望我能在週末到花蓮慈大，參加學校為她舉辦的感恩追思會。

在趕赴追思會的火車上，我回憶與潘教授結緣的往事。

潘教授是我一九九八年結束在美國二十三年的教學行醫生涯，與內人共同回台參加慈濟醫學院的教育工作時，最先認識的幾位老師之一。當時李明亮校長介紹我們號稱「慈濟三雄」的邱鐵雄、方菊雄、陳紀雄三位教授，以及潘教授與她的夫婿陳清漂教授，這些人因為都曾經住在美國一段時間而後回台服務，因此他們的經驗幫忙了我與內人在生活與工作方面的不少調適。

記得潘教授當時是通識中心主任，是匹茲堡大學校教育心理學博士，而她的專長正是我最需要的幫忙。我告訴她，我因為幾十年來照顧癲癇病人的經驗，深感這種病受到社會誤解、以至於這種病人常遭受歧視。

我與她分享我回國之前所做的中國（一九八八）以及台灣（一九九二）的調查，發現華語社會比美國人對癲癇有更加嚴重的誤解與歧視。

所以我很想在慈濟開一門通識課，邀請醫學專家介紹幾種在台灣社會普遍受到汙名化的疾病，與學生探討這種疾病的症狀、診斷與預後，同時我希望課程的設計將包括罹患這種病的病人現身說法，與同學們分享他們因為這種病而遭受到的困難，讓學生有機會了解這種社會問題的存在，並鼓勵學生開始思考如何改變社會對疾病的誤解以及對病人的歧視。

想不到潘老師這種性情中人，竟然二話不說就加入了我們的團隊，從課程的設計、期末學生對課程的討論、授課老師的回饋、下一年度課程的修改，她無役不與，後來我們還共同編輯出版了《照亮黑暗角落——傾聽疾病，消除台灣社會偏見》，介紹了包含癲癇在內一共十二種在台灣受到誤解與歧視的疾病。

到了會場，見到了許多久別重逢的老同事，大家都是滿臉悲戚，一時也不知要說些什麼。陳清漂教授在「家屬致追思詞」時，強忍心中的哀痛，描述潘教授在發現癌症時，已是末期，而他們如何一起勇敢面對這完全沒有預料到的命運。他還特別提到他們夫妻非常感激主治醫師盡心盡力對她的身心照顧，讓她能夠優雅地走完最後的人生旅程。

他並且真情流露地敘述潘老師對他的最後交代，希望家人可以找到她的慈濟冬季制服，讓她帶著慈濟制服離開人間。這一點特別讓我們這些了解潘教授的朋友深為感動，因為這些年來她全心地為慈濟大學做了這麼多的奉獻，而到最後她還會想到她希望穿著慈濟制服離開，做個全心奉獻慈濟的「慈濟人」。

最後陳教授不改他倆夫妻一向脫俗瀟灑的作風，他說雖然潘教授的離世是很難接受的意外，但人生都會有終點，他希望今天可以聽到一些潘老師的好友們重溫過去大家相聚的快樂時光，而給大家帶來溫馨愉快的回憶。

接著這些潘老師的老朋友們，包括方菊雄前校長、陳紀雄教授、邱鐵雄教授、以及我離開慈濟以後由成大退休轉來慈濟的林銘德教授，一一上台與大家分享他們與潘教授一起的快樂時光，尤其是他們每星期日聚餐的趣事，給這追思會帶來輕鬆的笑聲，最後慈大教育傳播學院的師生對他們的「潘院長」的追念以及影片，也讓我這已經離開慈濟大學快二十年的逃兵，更了解潘老師這幾十年來持續對學校師生的貢獻。

記得在潘老師過世一個多月前方菊雄前校長在台北與我見面時，曾邀我與內人到花蓮參加他們的週日餐聚，他說我也已經「脫隊」太久，大家一定會很高興與我們久別重逢。想不到沒有及時把握住機會，竟然再也沒有機會與潘教授敘舊……。年紀越大，越了解「想做就要趕快做，不能等」是有道理的。

靖瑛，請您放心走，學校老師學生將會繼續您的步伐，不會讓您失望的。我們這些人也都非常珍惜過去與您一起工作的回憶……

於二〇一八年七月發表

# 溫哥華的歡樂假期

加拿大台灣人同鄉會與美國西海岸台灣人同鄉會聯合年會邀請我七月在溫哥華做一場有關「醫病關係」的演講。自從二十年前由美國搬回台灣以來，我已經不再有機會在暑假參加台灣同鄉會的活動，而一想到溫哥華的天氣宜人、風景美麗，我與內人就想到我們可以利用這機會與住在美國的兩個兒子一起團圓，於是開始籌畫如何能夠在這度假勝地享受與同鄉老友久別重逢，以及會後與兒孫的天倫之樂。

在同鄉會的演講，我以「我們能為台灣日漸惡化的醫病關係做什麼？」為題，與同鄉們分享兩年來我們由老、中、青三代醫師以及非醫界朋友共同發起在網路專欄《民報》開創的【醫病平台】專欄，每週二由醫療團隊，週五由社會大眾執筆，希望透過醫病彼此分享行醫與就醫的經驗與心得，增加彼此的了解，進而改善台灣的醫病關係。

同時我也發現這兩年來，偶爾也有來自國外的台灣同鄉在【醫病平台】分享他們在國外行醫及就醫的寶貴經驗，我也希望透過這場演講，能夠獲得更多的稿源。

我們從兩年來將近兩百篇的文章裡，蒐集了三十七篇文章，編成一本抽印本，介紹我們所做的努力。

我與大家分享我們的願景，希望在這醫病共同的園地，以真實的故事來打破醫病之間的藩籬，幫助彼此了解不同立場的感受，進行建設性的討論，利用「同理心」與「溝通」的改善，以有限的醫療資源得到最好的成果；並且透過傾聽雙方的看法和感受，進而能夠領悟醫生固然要有「醫德」，但病人也要有「病德」。

期盼台灣社會大眾更積極參與未來好醫師的培育工作，願意以他們的病痛，教導醫學生培養對病人痛苦的敏感度，而學習到醫療的精粹。

會後與許多舊雨新知的互動，令我與內人感到十分溫馨。我很希望藉由這次的機緣，可以使【醫病平台】有更國際化的內容，而由海內外的台灣人討論健康照護的政策與現實面的困難，可以對台灣健保的永續經營有更成熟的看法。

大會圓滿結束以後，我們緊接著與老大一家四口與老二全家三口在溫哥華團圓度假。我們家老大今年已經四十五歲，他女兒已經十四歲，兒子也再過幾個月就是十二歲，幾個月後一個即將進入高中，一個即將進入初中。兩年不見都長高了許多，也更懂事。

老二年底就跨入四十歲，而他們非常可愛的小男孩也在這次的團聚時，歡度了他四歲的生日。我們在溫哥華的旅遊就由兒子與媳婦們主導，一星期在歡樂聲中遊遍了幾個景點，每天都走了一萬多步的行程，而不會汗流浹背，真令人樂不思蜀。

然而人算不如天算，老大建議的六個小時的賞鯨活動，竟然全部摃龜，不只看不到一隻鯨魚，老大與他的小兒子還暈船嘔吐嘗盡苦頭。不過這也使我們學了一個教訓：「運氣不可能永遠在你身邊」。

在這個假期裡，我看到了兩個兒子對小孩的照顧都比我當年更加無微不至，回想自己在他們的年紀時，每天都是早出晚歸，大部分時間都花在自己的醫療、研究與服務，專攻兒童精神科的內人只好犧牲自己的臨床專業，毅然挑起全職照顧小孩的重擔。

看著兩個兒子的家庭，都是夫妻共同照顧小孩，而兩位媳婦也因為先生們的「克盡其職」，而能繼續她們的專業。相對之下，不覺對自己追求自我的專業成就所表現的自私感到汗顏。

回想我們上次與兩個孩子全家團圓是兩年前在北加州度假勝地「太浩湖」（Lake Tahoe）的相會，記得當時度假歸來，發現天倫重聚的神仙生活所獲得的心情調適，使得工作效率改善良多，而使我回憶起在美國的二十幾年，每當休假全家一起出城旅遊之後，就領悟到休假有如過去所說的「電池要全部洩電以後，才能充電充得更有效率」（discharge before recharge）的道理。
然而，這次的團圓卻使我在歡樂輕鬆之餘，更由衷地感激內人當年的犧牲，成全兩個兒子今日的成就與幸福，心中充滿感恩。

於二〇一八年八月發表

# 回台逐夢二十載

七月初接到《經典》雜誌，由好友王志宏【編者的話】獲知《經典》雜誌社的成立與我結束在美二十三年的「淪落異鄉」是同一年，才驚覺自己回國也已二十年了。在回國最初的十年，每年我都會在七、八月間夜深人靜時，寫下〈回國又一年〉的感想。而兩年後因為回到我們曾經定居十九年的堪薩斯市探望大兒子的家，一時百感交集又寫了〈回台逐夢十二載〉。當時主要是敘述我到現在還深信的培育年輕一代好醫生的看法，「我們並不只是教導一些書本上可以學到的知識與技術，更重要的是我們需要讓醫學生了解，我們必須用心找到我們可以幫忙病人的地方，而唯有透過這種真誠的關心，才有機會真正做到全人的照顧。」

今晚半夜醒來，突然有想把回台二十年的感觸寫出來。現在與剛回國時的歲數，七十四與五十四竟有這麼大的不同。雖然我常常鼓勵自己在「歲不我與」的現實下，「心態」是決定一個人是否「老了」，但在過了七十以後，我也不得不以邱吉爾的名言來提醒自己，「酒店關門時我就走」。

這幾年來常被邀請在學會的演講介紹國內外的講者，但自幾年前我從醫學教育有關單位退休後，我就提醒自己這應該由比我有能力的年輕學者擔當，「我不想再做心虛的主持人，讓我做個虛心的聽眾吧！」

回國這二十年給我的「人生第二春」，讓我由一個在大學醫院熱心看病、教學與研究的醫生教授，踏入醫學教育行政這條不歸路。

記得第一次見到當時慈濟醫學院的李明亮校長時，他問我回國想做些什麼，當他聽到我要做有關癲癇的治療，以及導正國人對癲癇的誤解與對癲癇病人的歧視時，他說這些工作如果你留在美國也可以做，而台灣也有人已經在做你想做的這些事，但你既然有心要回台貢獻，就做一些台灣迫切需要但少有人做的事。記得他說這話時誠摯的眼神，「讓我們一起全心全力地投身醫學教育工作吧！」就這麼一句話帶給了我回台的新方向，而這期間也剛好趕上台灣正開始醫學教育的一些新方向，而我也有機會與幾位對醫學教育改革有理想與熱誠的前輩共事，讓我深深覺得回國這決定的確是「不虛此行」。與已故的黃崑巖教授在教育部醫教會共同工作的那幾年，給我留下許多珍貴的人生經驗，而離開花蓮搬回台北就近照顧當時已經九十四歲高齡的父親時，我也轉到和信醫院工作，使我有機會與堅持理想的黃達夫院長共事，與這兩位學長一起為台灣醫學教育的工作也使我獲益良多。

回國不久，由熱心醫學倫理的戴正德教授引介，我開始踏入醫學倫理的領域。戴教授當時正在籌畫國內第一本多作者合寫的醫學倫理教科書，而我也應邀參加撰寫。我因為自己的興趣而選擇了〈醫病關係〉這一章，之後我持續關心台灣的醫病關係。這幾年有鑒於台灣日漸緊張的醫病關係，舉凡「醫療糾紛」、「醫療暴力」、「健保政策」，在在影響有理想有愛心的年輕人不敢也不願踏上習醫之路。而促成我們一些有心人，包括七位老中青三代的醫界人士以及三位社會人士（藝術家、作家與神職人員）一起在兩年前的六月一日，在網路專欄《民報》成立【醫病平台】專欄，開闢一個可以讓醫療團隊與社會人士（包括病人、家屬）平起平坐的溝通平台，而透過瞭解彼此看法的異同，建立醫病之間的信任與尊重。

正在回想過去的二十年，突然看到掛在書房的黃崑巖教授親筆所寫的匾額「天時不如地利 地利不如人和」，不覺想到我何其有幸在選擇回國的路上，享受到「人和」、「地利」、「天時」而做了明智無悔的回國決定，並能陪家父走完他人生的最後十年。

最後我也在此分享我面臨困難抉擇時常想到的美國名神學家尼布爾（Reinhold Niebuh）的名言：「願上帝賜給我平靜以接受我不能改變的事，賜給我勇氣以改變我能夠改變的事，以及讓我能有分辨這兩者的智慧。」

於二〇一八年九月發表

# 一封無法傳遞的信：追憶亡友賴明亮教授

明亮兄：

一月二十五日在毫無預警之下，接到成大醫學院傳來噩耗，告知你於當天早上與一群友人在高雄登山途中突然不告而別。晴天霹靂一時令人無法置信。

幾星期前一位曾在和信治癌中心醫院實習的成大學生告訴我，你最近在成大神經科的午餐會與學生們分享你過去在台大醫院神經精神科實習時，我是當時的總住院醫師，對你們要求十分嚴厲。我正想寫信說，對你這種認真篤實的學生，我哪有可能兇過。想不到兩個星期過了，還來不及與你開玩笑，你就匆匆走了，令我措手不及……

你我在台大醫學系相差五屆，當你服完兵役進入台大神經精神科當住院醫師時，我已離台赴美。記得有一次由美返台，第一次到成大拜訪創院院長黃崑巖教授時，你告訴我黃院長寫得一手好書法，如果我有什麼喜歡的睿言佳句，可以請他揮毫，這將是非常珍貴的紀念。我當場就寫給你我最喜歡的幾句話。

想不到幾年以後，你寫信給我時，順便問起是否曾收到黃院長的墨寶。一聽說黃院長貴人多忘事，你居然請你的書法家朋友寫了這些字送我，記得當我在美國接到這份禮物時，我對你這般真誠待人有說不出的感動。

一九九八年我終於結束二十三年海外遊子的生涯，回到台灣在花蓮慈濟醫學院服務，之後與你愈有接觸，愈見識到你的人格特質：溫文儒雅、與世無爭、謙虛仁慈。

我可能沒機會親口告訴過你這個故事。當我於二〇〇一年七月離開慈濟醫學院，搬回台北就近照顧當時九十四歲高齡的家父時，《經典》雜誌總編輯志宏兄邀我為《經典》雜誌開個專欄。因為考量自己時間上恐怕沒有把握每個月能如期交卷，我曾經動過你與另一位「明亮兄」（前衛生署長李明亮）的腦筋。我想我們這三個人的名字是很有意思的組合，如果我們一起寫這專欄，每個人只要三個月寫一篇，應該是沒有問題的。李明亮曾經是慈濟大學校長，我曾經是副校長，而你是眾所皆知的虔誠佛教徒兼醫學界的良醫良師，這不是很好的主意嗎？

後來我也自知這種想法不太可行，而於二〇〇二年四月號不自量力地獨自開始這【杏林筆記】的專欄到今天。想不到後來你還是到慈濟當了兩年的醫學院院長，對慈濟做了許多貢獻。這也證明了你還是與慈濟這麼有緣分。

幾年以後我驚聞你在成大醫院健康檢查發現肺癌，而勇敢地接受開刀與化療，治療過程有驚有險，但都安然度過。記得當你接受化療而暫別三千煩惱絲時，我說我拜祖傳基因之賜，早就童山濯濯，掉頭髮比你有經驗，所以就帶了一頂帽子作「伴手禮」到台南探望你。那天我們戴上同樣的帽子與陪我一起去探望你的成大同仁們，大家手牽手笑嘻嘻的團體照如今卻成了最珍貴的回憶。

很高興看到你戰勝了肺癌，化療結束之後頭髮又長回來。後來在一次相聚時，你告訴我你在花蓮做「禪七」時，有疑似心絞痛的症狀，而下山後直奔成大醫院，心臟科同仁馬上做出診斷，裝上心臟支架。我聽得緊張兮兮，你卻談笑風生，對生死大事平靜以對，令我對你的佛學境界深感敬佩。

去年五月我因腦膜炎住院一星期，大部分時間都在昏睡，醫院也尊重我的隱私，生病一事鮮為外人所知。想不到最近與舍妹提及我再過幾天要去台南參加你的追思會時，她說她記得你的名字，因為你曾經在我病中來醫院看我。坦白說，我那一個星期的記憶是一片空白，因此康復後也都不曾有機會對你表達謝意，真是汗顏……

二月二十八日我到成大參加了你的追思會，讀了追思紀念文集，才了解你不只精通神經醫學與安寧照護，並且對佛學、精神分析以及文學都有很深的造詣。你真是名符其實的「3H」（Humanity人文關懷；Humility謙虛為懷；Humor幽默開懷）的好醫生。能與你認識結緣真是我這一生最大的福氣！安息了，好友！

弟其萬敬上

二〇一九年三月十二日

於二〇一九年四月發表

# 投稿報社的點滴回憶

我開始有興趣在報章雜誌抒發己見是在一九七五年到美國以後。最初是撰寫一些在美國對醫療、社會與政治的觀察與意見，發表在台灣或美國台灣人的報紙，而這習慣在一九九八年回國後繼續迄今。

一九九四年一位病人家屬使我十分感動，忍不住投稿到當地英文報紙。一位癲癇病人的先生清晨打電話告知，病人深夜癲癇發作而緊急送去附近醫院，但一直沒醒過來。由於他們所住的城市距離我的醫院開車要四個小時，所以他希望我可以與這家醫院聯絡以了解她目前的情況。但我當天早上七點半已經被安排接受檢查，而八點半之後我又有掛滿的門診，所以我告訴他，我沒把握一定能馬上給他回電。接著我很幸運地聯絡上她的醫院，才知道病人目前完全靠呼吸器與升壓劑維持，實際上已經是腦死。

我馬上打電話告知這位先生，並請他節哀順變。想不到在涕泣聲中，他突然說，「你剛才說今早你自己要接受檢查，是有什麼病嗎？」我只好告訴他，我的醫生所擔心的問題。

想不到對方在心愛的太太瀕臨死亡之際，竟然在電話的彼端傳來這幾句話，「醫生，我們家人會替你祈禱，我們都很關心你，我們希望你的檢查結果一切平安。」我一時熱淚盈眶，視線模糊，再也無法繼續開車。身為醫生的我，這是有生以來第一次在自己身體有恙時，感受到病人的家屬在家人生命垂危時，還給我及時的關懷。

感動之餘，我用英文寫了以「醫生與病人可以互相關懷」為題的文章，寄給堪薩斯市的最大報《星報》（*The Kansas City Star*）。我引用一個新墨西哥州印地安人特有的字「siki」，意思是「你關心我，我關心你」，而說「醫病關係可以是siki」。想不到得到許多迴響，並且接到一些不認識的人來電，問候我檢查結果是否無恙，使我非常感動。也因為這意想不到的效應，我開始偶爾會以英文在地方報紙呼籲社會關懷弱勢。

另外一個難忘的投稿經驗也不覺浮上心頭。那是一九九六年我在英國倫敦神經科與神經外科國家醫院研究進修時，中國發射兩顆飛彈威脅台灣首次全民總統直選，而舉世譁然。想不到，中國駐英大使在《泰晤士報》（*The Times*）發表了一篇非常歪曲事實的長篇大論，我一時忍無可忍振筆疾書，以〈讓台灣的聲音被聽到〉（"Let Taiwanese voice be heard"）為題寄去該報。想不到石沉大海，於是打了電話去編輯部。

這位編輯先生的回應就是一副英國紳士的盛氣凌人，沒說幾句話，就問我來自哪裡，我告訴他我來自台灣，但已經在美國醫學院當教授多年，目前由美國來英國做短期研究。接著他問我這是第幾次投稿《泰晤士報》，我說這是第一次。他很不客氣地回說，在倫敦的英國人不曉得有多少人一輩子投了多少次稿，到嚥下最後一口氣都沒被《泰晤士報》接受過，但從沒有人只為了第一次投稿沒被接受，就打電話來抗議。

我告訴他，在舉世批評中國對台灣的這種行為時，他們卻讓中國大使以那麼大塊的篇幅說那些大家都不相信的謊言，而居然不給台灣人有機會發表我們的心聲。

這位編輯的回應竟然是，「報社當然有權決定接受或拒絕來稿，我這裡有三個盒子，一個是『接受』，一個是『拒絕』，還有一個『待考慮』。你的來稿本來是在『拒絕』，但經過與你談話以後，我將把你的稿子轉到『待考慮』，這樣你可以接受了吧，很高興與你談話。」就掛斷了電話，當然這稿子就此石沉大海。

沒想到去年總統大選前，我到台大醫院教學時，在擁擠的電梯裡，一位素昧平生的人，看了我白袍上的名牌，居然大聲地說：「賴教授，你最近身體好嗎？怎麼好久都沒看到你在《自由時報》寫文章。」更絕的是，當他步出電梯時，還回過頭來，說了一句：「現在台灣是非觀念很亂，如果你的身體容許的話，應該要再多寫文章。」

雖說事出突然，當場感到十分尷尬，但這「突發事件」使我「故態復萌」，至今還是忍不住就動起筆來……

於二〇二〇年五月發表

# 吳老師，我選對了行醫之路

二〇一一年的教師節我因為收到一些過去的學生由電子郵件、信件、卡片、電話、電話留言傳來的殷殷問候，以及幾位好幾年沒見的學生來訪，使我沉醉在師生之間的溫馨互動，不覺想起已經不在人世的建國中學時期的導師吳治民老師。在百感之餘，我寫了一篇「教師節感言」，發表於當時《健康世界》的專欄【醫林隨筆】。

在這篇感言，我追憶當年我們報考大學時，需要在聯考報名單按個人意願的高低順序填上自己想念的科系，而考完後按成績與志願排序分發。記得吳老師看到我所填的第一志願是「台大醫科」，非常不以為然地說：「你們台灣人的父母都要強迫子女學醫，但你根本不適合當醫生。」我當時非常替我父母叫屈，因為他們並沒有逼我，這是我個人的決定。

我很不服氣地反問吳老師，為什麼會認為我不適合當醫生？想不到老師一本正經地說：「你整天嘻皮笑臉很快樂的樣子，你可知道醫生這個職業每天看到的都是病痛纏身、愁眉苦臉的病人，你怎麼會適合這行業呢？」當時情急之下，一心只想替我父母「申冤」，我居然迸出一句，「老師，如果我的職業能使愁眉苦臉的病人，走出我的診間時面帶笑容，這種職業一定會帶給我很棒的成就感。」想不到，平時嚴肅的吳老師居然拍拍我的肩膀說：「好男兒，好志氣。」那瞬間的感受使我在超過半世紀後，想到這裡仍有說不出的悸動。最後我寫道：「很遺憾，吳老師在我醫學院還沒畢業就已作古。我多麼希望我有機會親口對他老人家報告：『老師，我做到了。我使有些病人笑了！』」

做夢也想不到，吳老師唯一的親人，小我幾歲的孫子，在退休後移民國外多年，竟然剛好在那時回國，他在偶然的機會看到這篇「教師節感言」，主動與我連絡上，這也才確知吳老師於我出國期間，一九七九年三月過世，享年八十六歲。

前幾天大姊的兒子告訴我，他們家還有我一九七五年離台赴美進修時留下的一些舊信件、雜誌與相片，希望我過去看一下。竟想不到在那堆塵封已久的舊紙堆裡，找到了一封吳老師親筆「九月十四日」的信，以及我手寫「1974.9.20」的回信。後者有不少的修改，很明顯地，這是我謄稿後留下的「初稿」。

由這兩封往來的信函，我才想起自醫學院畢業五年後，我曾經與一位留美多年回國的高中同學拜訪過吳老師，而由他老人家的信，我更確知我有機會向吳老師報告行醫之樂，以及不久即將赴美進修的計畫。

吳老師在這次訪問之後寄了一本書送我，而信中幾句細心叮嚀又使我重溫舊夢，如沐春風：

茲為吾弟預為練習「英語會話」起見，特寄上《最新英語會話》一冊。此書中每句會話下面，均附國際音標，說話時，都要按國際音標發音。例如

I am，讀為I'm。It is讀為It's。此外又注意語調。例如抑調，Excuse me↙，又如揚調，Yes sir↗。請吾弟善加揣摩及利用可也。

我也抄下我回信的幾句話：

老師常對我說，「要念醫科，身體可要好好鍛鍊，當醫師的，病人半夜來找，你也得起來看病，是十分辛苦的。」現在我已經畢業，完成訓練，當了主治醫師，我一直將老師的教誨謹記在心，並時時想到老師的身教言教，而不忘自己的本分。在目前醫德敗壞，社會呼籲「醫師自律」的當兒，我深信，我本著老師多年的教誨，一定不會隨波逐流……。我捫心自問，今日所以敢說行醫幾年仍能仰不愧於天，俯不怍於地，實多來自吾師幾年來所給予的諸般教導。在此，容學生由衷地再道聲「謝謝」。

我終於了解，過去耿耿於懷，以為自己未曾有機會向這位呵護激勵我的恩師，報告自己「選對了行醫之路」，原來是一個錯誤的記憶，而感到人生更加圓滿。同時也提醒自己，今生有幸身兼「醫師」與「教師」的「雙師」

生涯，我更有責任為醫界培養更多「仁心仁術」的良醫，才對得起吳老師的用心。

於二〇二〇年八月發表

# 追憶一位令我難忘的長者

幾天前，我突然想起一位過世多年的老友。他是我在一九七九年完成明尼蘇達大學醫院住院醫師、專研醫師訓練後，到堪薩斯大學醫院擔任教職的神經科主任杜威．齊格勒醫師。

記得剛由明尼蘇達搬到堪薩斯市時，正值全美卡車司機大罷工，所以搬到堪薩斯的最初幾天，我們是在新家「露營」，而杜威在第一時間就親自從家裡載來餐桌、椅子、炊具、餐具、睡袋，他是我們最落魄時的「及時雨」。

杜威有相當不凡的學經歷，哈佛大學主修英國文學，到最後一年才決定學醫，補修許多生物醫學學分，進入哈佛醫學院，畢業後進入精神科，之後改為神經科，完成住院醫師訓練後，曾經在哥倫比亞大學、明尼蘇達大學任教，最後決定離開學術界，到他夫人的故鄉堪薩斯市開業。想不到幾年後，堪薩斯大學醫院說動他重回學術界，為大學醫院建立了饒有聲譽的神經科，並當過全美神經醫學會理事長。

他為人十分謙和，樂於助人，關心醫學教育。可能是因為我倆都在年輕時醉心於精神科，而後才改為神經科的背景，我們很快就成了莫逆之交。他以其英文專長，主動幫我修改論文，他的博覽群書誘導我讀書的樂趣，而他的風範更成為我心儀的典範。

記得有一年他家接待一位來自中國東北的醫師，沒幾天他的小女兒告訴我，這人一早就嚼蒜頭，全家人都受不了蒜味熏天，但又不好意思說他。她問我是否可以婉轉地勸他改變這種令家人無法忍受的習慣。

想不到，我還來不及對這位醫師啟口，他就告訴我，「美國人一早起來就喝咖啡，早餐時全家人很重的咖啡味，令我很難忍受。」我就利用這機會，對他實說他們家人對蒜味的反應，並強調這不是誰對誰錯，只是文化不同，而每個人都需要學會「入鄉隨俗」。

想不到這年輕人一聲「了解」，就毅然決然地戒掉了蒜頭。杜威深感不安，怕我傷了他的自尊心，直到我告訴他箇中原委，他才釋懷。

記得離開明尼蘇達大學幾年後，一位負責腦波與癲癇的老師離職，所以他們希望我考慮「回去」。我也覺得明尼蘇達大學兵多將廣，研究的機會比較多，於是硬著頭皮對杜威實說，他百般勸我不要離開，並要我列出科內需要改進的意見，使我感動萬分。

最後他說，他會為我寫推薦信，但他認為換職搬家對家人是一件大事，勸我趁著現在小孩正在放暑假，可以全家出去度假，趁機與家人好好討論。並且主動答應他可以在往後兩週幫我照顧門診病人及其他業務。

這兩星期我們全家開車到美東，暢遊紐約、華盛頓、再由南方繞回來，沿路與家人深談離職搬家的可能性，想不到，一家四口竟都不想離開這個好地方。

旅遊回來後，主任祕書告訴我，主任已經寄出了推薦信，並說他願意讓我看他寫的信。想不到這信的第一段竟是：「這是我非常不情願寫的推薦信，但我也不能因為不願看他離開而貶低我對他的推崇。」

他說的好話使我汗顏，但最讓我慚愧的是我曾經懷疑他不會替我說好話。就這樣的，「士為知己者死」，我再也沒想過離開，直到一九九八年他已退休多年，我才離美返台就近照顧九十歲的老父。

還記得我離開美國七年後，回美探望杜威時的一段追憶：共進午餐時，老人家以關懷的眼神問我，回台的決定對嗎？做了些什麼？我回答說：「我覺得這幾年並沒有什麼『成就』（achievement），但我卻非常有『成就感』（a sense for fulfillment）」。我說「成就」是大家都可以看到的「名」或「利」，這我沒有，但我卻發現自己做了一些自己覺得「有意義」的事。他老人家說，他了解我的意思，但他是在退休以後，才悟出「成就感」遠比「成就」重要。說完，他給我一個擁抱，恭喜我做對了人生的重要決定。

二〇一二年我在歐洲開會時，接到她女兒電話告知，這位亦師亦友的老同事離世，雖然是預料中，但也帶來一陣惘然……。我的人生何其有幸，能與這位醫界典範如沐春風地共度十九年。

於二〇二〇年十一月發表

# 回顧塵封多年的往事

過年整理書房，最頭痛的是書架上堆積多年的個人資料，這包括我過去手寫的雜記，甚至中學時代的「生活週記簿」，以及一些友人、老師、學生的書信。這些東西對別人，可能早就丟在垃圾箱，但不知怎的，當時一定有某種原因我把它留下來。想不到這些歷史悠久的雜物，居然能夠逃過我們出國、四次搬家、回國、三次搬家的浩劫，這是我始料未及的。更想不到的是當我離台二十三年後回國時，家人居然還在儲藏室為我保存了不少東西。

這幾天整理這些塵封已久的信件與照片，引起諸多感慨，不過以下這三件「小事」特別值得追憶。

一、非常醒目的一封有如嶄新的婚宴請帖，信封上寫的是「林教授槐三先生夫人」，而請帖赫然是我與內人在四十九年前的結婚囍帖。這勾起了如下的溫馨回憶。

這位台大醫學院組織學林教授在我與內人相偕回國到慈濟醫學院服務才幾個月時，剛好來學校給醫學生上課。我與內人都是他教過的學生，我們久別重逢相談甚歡。想不到幾天後我們收到這個驚奇的禮物，是我們自己都沒有保留下來的珍貴紀念品。

二、一封退休返美的學長由國外寫信給一位在台灣的學長，推薦我接某個醫學教育重要單位主管的私人信件。他將這封手寫的信做了拷貝，而後在這拷貝上，手寫了給我的幾句話，勸我如果接到邀請時，務必不要謙讓，因為他認為我是最好的接班人。這使我感動萬分，坦白說當我後來接到邀請時，「士為知己者死」的「革命感情」油然而生。這也使我謹記在心，要以理想為重，學會這位學長所做到的退場之前最重要的就是要找到具有共同理想的接班人，以延續這組織繼續朝向共同理想邁進。很慶幸地，我後來也找對了人傳承。

三、最大的驚奇也是最大的遺憾是我竟然在這些收藏中找到了自己已經想不起來到底如何獲得的幾張樂譜。這是印得十分工整一共四頁的樂譜，曲名是〈給愛我、我愛的人〉，而右上角赫然寫的是「賴其萬作詞、鄭煥壁作曲」。

這歌詞的確是我寫過的一首詩，是來自《經典》雜誌二〇〇二年十月號【杏林筆記】專欄的〈陪伴病人走完最後一程的家人〉。我描述自己與醫學生在床邊教學時，親眼見證病人的家屬無法接受親人不久於人世的感人情懷，而當天我下班後在捷運站因為趕不上一班車而突然有感，寫下這首難登大雅的短詩，說出「當我錯過了一班剛離站的捷運，我不會感到懊喪，因為我知道下一班車馬上又會來到。不知你我不可避免的離別，是否也可以不必感到懊喪，因為死別只是暫時的先後，而我們又都會再重逢。」

我本來想與病人的太太與女兒分享這首詩，但是隔天到病房時，卻已人去樓空。我做夢也想不到這位作曲家竟然看到了這篇文章，並且將這首詩譜成曲子，使我受寵若驚。

就我所知我一直沒有機會向鄭先生表達過謝意，同時這次整理書房時，才發現手頭上的樂譜只有四頁，而應該還有最後兩段的第五頁。這使我更想與鄭先生聯絡，並向他表達遲來的謝意。

於是我上網找到了這段訊息：「旅美作曲家鄭煥壁先生（一九三四年生）早年任教台北榮星兒童合唱團，與呂泉生老師共事擔任指揮達二十年之久。一九七六年起僑居美國加州。」一時興起，我就寫信給住在加州的台灣同鄉好友，很遺憾地，我得到的訊息是「不久前，我有聽到友人提起，鄭煥壁老師在兩年前去世了。我已經再向友人確認。無誤。」樂譜上寫明曲子發表於「二〇〇七年春天」，而我竟然這麼多年都未曾向鄭先生道謝，真是汗顏。

人生是一條永遠無法回頭走的路，年輕時忙著做好眼前的工作，並前瞻未來，很少有閒情逸致回顧往事，而今仍有健康的身心，並有餘暇在書房悠閒回顧將近七十七年的歲月。

抬頭遙望窗外觀音山、淡水河的美景，此時心中充滿感恩，希望往後的歲月可以做更多的回饋，提攜更優秀的後進，共同努力，使美麗的家園更美。

於二〇二一年三月發表

# 緣起緣落憶老友

記得約三十年前由美返台省親，訪問了出國以後才成立的成大醫學院，而有機會拜會了當時的創院院長黃崑巖教授。成大神經科賴明亮教授告訴我，黃院長寫得一手很棒的書法，常應訪客的要求而揮毫，如果我有自己喜歡的詞句，也可以請他幫我寫幾個字，裱褙加框做紀念。

黃崑巖院長是我久仰的一位人文教養深厚的學長，他早我十屆，醫學院畢業後赴美專攻微生物學，於一九八二年回台籌畫成大醫學院。當天的會面深感獲益良多，告別時，黃院長主動問我有沒有自己喜歡的字句，他可以幫我寫字。我就有備而來地，交給他我當時的「座右銘」：「知足常樂，但求心安理得；悠然自得，惟有我是主人」。他看了之後莞爾一笑，就收到他的抽屜裡。

幾年後我決定回國定居，不久就趕上台灣醫學教育評鑑委員會的成立，而有機會與黃教授共事，而後隨他進入教育部醫教會工作，兩人前後共事十多年。後來他搬入我們社區同一棟樓，我們住二十樓，他們住十樓，由學長、同事變為芳鄰，也是一種緣分。

有一天黃太太告訴我，黃教授念念不忘他欠了一些答應朋友的字畫，現在正努力「還債」，我下樓一看，他老人家穿著短褲背心，汗流浹背地揮毫題字。他說他一直沒忘我曾經提醒他欠債未還，他要我給他我當年邀他寫的字。我一時記不起當時寫的是哪些字，他笑我，你不是說那是你的「座右銘」嗎？我笑說，我的「座右銘」是與時俱進，也希望他不要放在心上。他很感傷地說，好久沒有寫字，這才發現體力、書法大不如前。他說他就寫幾句他自己最喜歡的字送我。

不久黃院長因為身體日衰，決定搬回美國，讓子女放心。回美之後第一通電話竟是關心教育部醫教會常委將由誰接任。我告訴他部長幾天前才發布由我接任常委，他非常高興地說「深慶得人」，而幾個星期後，接到他的親筆信就是龍飛鳳舞的這四個字，內心感到無比的溫馨。幾年以後，黃院長在腦力衰竭下，於二〇一二年離開人間。

看著掛在我書房的匾額，黃教授寫的「天時不如地利，地利不如人和」，猛然想到了另一個讓我難忘的故人。

訪問成大返美將近一年後，賴明亮教授來信問及有否收到黃院長的書法，想不到幾個月之後，明亮兄寄來一卷包裝得十分講究的宣紙。信中說黃院長貴人多事，而他也不好意思提醒他老人家，所以就請了一位書法家朋友，寫下這幾句我當時交給黃教授的座右銘，使我感動得流下淚來。

明亮兄在醫學院慢我五屆，我在他學生時代見過幾次，他一直是謙恭有禮、待人誠懇的君子。他在台大神經精神科完成住院醫師訓練，出國兩次，之後回台參加成大醫學院團隊，後來擔任成大醫院神經科主任、醫院副院長，也曾經借調慈濟醫學院院長。

他除了專攻臨床神經學中風方面的研究，對安寧照護、佛學、哲學造詣甚深。他著作等身，是一位非常有內涵的學者、入世的宗教哲學家、視病猶親的醫師以及認真教學的老師。

明亮兄在二〇〇九年意外地發現肺癌，接受手術與化療，記得我到成大探問他時，他的童山濯濯與我來自家父真傳的「絕頂」不相上下，我送了他一頂我最喜歡的帽子，而我們當時還以「絕頂聰明的兩位賴教授」合照留念。後來他完成化療，身體康復後頭髮全部「歸隊」，我還開他玩笑，我要收回他不再需要的帽子。

想不到比我年輕的他卻在無預警的情形下，於二〇一九年與友人登山時猝死。更使我難受的是在他過世前不久，我因為腦膜炎住院，他還到醫院探望我。可惜生病期間，因為病情加上藥物副作用，我大多昏睡，記憶一片空白。直到舍妹聽我說要去台南參加成大為他舉辦的追思會時，才告訴我，「賴明亮教授在你生病住院時，來醫院探望過你，你還與他說了不少話。」

但我卻對我倆最後的相遇沒有留下絲毫記憶，真是情何以堪……

「我們都來自緣分，最終還要回歸忘記。」是嗎？

於二〇二一年八月發表

# 追念惠我良多的恩師貝克教授

記得一九七五年初抵美國，第一天報到時，這位美國神經學會創會會長，明尼蘇達大學醫院神經科主任貝克教授與我說了許多話。

他說雖然我已經在台大醫院完成神經精神科四年的完整住院醫師訓練，也當了一年主治醫師，但因為美國並不承認台灣的畢業後臨床訓練，所以我必須從第一年住院醫師做起。他要我虛心地跟著大家，在這裡「重修」三年完整的美國住院醫師訓練，這一定是值得的學習經驗。

最後他問我，有什麼辦法可以幫他記得我的名字，這是我從未被問過的問題，突然口中蹦出一句連自己都沒想過的「神來之筆」：「我的名字你可以這樣記，拿China的頭與Taiwan的尾湊在一起，就是我的名字Chi-Wan。」從那以後他都一直記得我的名字，只是他的發音總是「才萬」而不是「其萬」。每次當大家都很驚奇他可以叫得出我的名字時，只有我知道他的發音不對，但也只能怪自己當初的餿主意。

記得我開始受訓時，他已經高齡六十八歲，但他除了放下年輕時做得轟轟烈烈的研究工作，其他教學、看病、行政還是樣樣全力以赴。我第一次參加他的「床邊教學」時，自以為在台大醫院洪祖培教授的指導下，相信看病的「技術」、「知識」已經學了不少，想不到他在病房的回診，帶給我的「震撼教育」影響了我一生照顧病人與臨床教學的「態度」。

記得當天我們看了一位背痛的年輕女病人。他對病人親切地探問病史，當他開始做身體診察時，他請護理人員給他一條大毛巾蓋在病人兩大腿之間，而後做了我們檢查坐骨神經痛病人時常做的「直腿抬高檢查」，這是測試當病人單腳伸直抬高時，如果疼痛加劇，就表示坐骨神經受到擠壓。我在台灣也做過好幾次，但從沒想過當住院醫師、醫學生圍繞在病人周圍時，從某一個角度就有可能會看到病人的私處，而老師會先考慮到病人的感受而

「超前部署」。後來我才發現這裡的住院醫師、醫學生在為病人做檢查時，都會主動地把病人的棉被拉上來蓋住病人兩大腿之間。這深深地影響了我，「提高對別人痛苦的敏感度」是好醫師不可或缺的修養。

後來我完成了住院醫師三年的訓練，並多留一年在明尼蘇達大學醫院完成癲癇與腦電圖研究員訓練。我開始徘徊於要留在明尼蘇達大學醫院，或轉往堪薩斯大學醫院當助理教授，拿不定主意，所以我曾經為此請教當時已經退休的他。他聽完我的生涯規畫，誠懇地對我說：「我當然歡迎你留下來，這不是大家都有的機會，但明尼蘇達大學醫院的神經科實在太大了。在這四個教學醫院幾近百人的主治醫師，你可能很難出頭，而堪薩斯大學醫院加上當地榮民醫院神經科充其量也不過二十位主治醫師，你這種新科主治醫師在那裡會比較容易出頭。其萬，不要留在大池塘當小魚，還是到小池塘當大魚吧！」接著，他說，「堪薩斯大學醫院神經科主任齊格勒教授以前也在明尼蘇達大學共事過，是個求才若渴、說到做到的好主任，你一定會喜歡與他共事的！」

就這樣子，我在堪薩斯大學非常愉快地做了十九年的臨床、教學與研究工作。但最讓我驚奇的是多年後，我才發現事實上這兩位老人之間，性格不同，私交也並不融洽，但貝克教授卻完全擺脫個人好惡，誠懇地幫忙我做了人生的重要抉擇。

寫完此文，手撫貝克教授在一九七八年我完成明尼蘇達大學神經科住院醫師訓練時送我的紀念品，一把古銅色把柄刻有 C. Lai 的神經科檢查肌腱反射的黑色槌子，心中有說不盡的感恩。

一九八八年貝克教授在失智多年後過世，享年七十九歲。我以中文寫了一篇長達六千字的〈悼 Dr. A. B. Baker：一顆神經科學巨星的隕落〉寄回台灣，發表於《當代醫學》。

我就以該文最後的話，結束這三十三年後的追思：「安息吧！貝克教授，您對神經學的貢獻將會永遠被懷念，而您所教育出來成千成百的神經學學者也會繼續以他們的學識醫術去訓練更多的神經科醫師，治療更多的神經科病人。」

於二〇二一年九月發表

# 難忘的好病人

回國這二十幾年，我已經不再照顧住院病人，也因此好久沒有再經歷深睡中因為病人的緊急情況而被叫醒的夢魘。想不到週末因深睡中被電話叫醒，喚起了這段珍貴的回憶。

手機傳來陌生的聲音，「你是賴醫生嗎？我是ＸＸＸ」接著他就一直講下去，而後突然停下來，「你還記得我嗎？」這才使我回過神來，當時時間是星期六接近中午。

前晚午夜夢迴思潮迭起，因為週末早上沒事，所以就放心在書房振筆疾書，試圖抓住稍縱即逝的念頭。寫完之後已是旭日東升，看看內人睡得很安詳，就留個字條，自個兒沿著步道由紅樹林走到淡水，並以手機預存的貝多芬第九交響曲第四樂章的合唱《快樂頌》，傳入我的助聽器，全程全神融入

「快樂」中。回到家沖個澡，躺在床上看報紙，瞬間遁入「回籠覺」。相信這打電話的病人一定沒想到此時竟是我的深睡期。

來人大概也注意到我的反應有點異常，「賴醫師，你還記得我嗎？我是ＸＸＸ，我已經很久沒看你了，因為我住在ＸＸ醫院附近，所以好幾年前你就介紹我到那醫院找某某醫師看，但因為疫情的關係，這位醫師已經不再看門診，母親很擔心，所以我們就想起你……」接著，他又忐忑不安地再問：「不知道你還記得我嗎？」

我馬上回過神來，「我記得你，好幾年前我在陽明醫學院給醫學系學生開『疾病、誤解與社會偏見』這門課時，你曾以病人的身分現身說法，與同學們分享你身為癲癇病人的感受，感動了許多醫學生，對嗎？」

對方這才放下心來，尷尬地說，「母親要我打電話給你，我說已經這麼久沒有聯絡，你哪裡還會記得我？說不定你已經早就退休，不再看病人。我們想問的是，癲癇病人能不能打新冠肺炎的疫苗？」

我告訴他，我對疫苗所知有限，但就我所知我們還沒看到這種疫苗對癲癇病人不安全的報導。衡量輕重，我都勸癲癇病人，這種時候還是接種疫苗，保護自己、家人、全民，以杜絕疫情擴散。萬一打了疫苗後，發現自己又有癲癇發作，一定要馬上向自己的神經科醫師報告，如果聯絡不到他，可以打電話或來門診找我。就這樣他與我聊了一陣子，也才知道這十年來，他已從建築師的工作退休，目前還是服用過去同樣的藥與劑量，可能是退休後壓力減少，已經好幾年都不再有癲癇發作。

隔天我在醫院查看這病人的病歷紀錄，發現他十九年前首次來看我，是因為左側大腦顳葉的局部癲癇導致續發性大發作。他在大一上成功嶺接受軍訓時首度發作，而後就一直為癲癇所苦。大學畢業後赴美深造完成學位後回國就業，很不幸地癲癇一直無法完全控制。他首次來看我時是四十幾歲，當時他使用四種高劑量的抗癲癇藥，呈現精神倦怠、記憶衰退、顫抖、步伐不穩。我對他與他母親解釋，控制癲癇固然重要，但減少藥物的副作用，改善生活品質更是重要。在病人與家人的同意下，我們慢慢減少劑量，並停掉一種癲癇藥，他的心智與心情明顯地呈現進步。然而他的癲癇始終無法完全控制，而他與母親始終不考慮外科手術的建議。

八年前他因一次大發作被送往家裡附近的醫學中心急診處，發現下頷骨骨折以及癲癇無法控制，而緊急住院。回來看我時，他表示對這醫學中心的照護相當滿意，而住院時照顧他的神經內科醫師也是我熟知的癲癇專家，於是我建議他以後就在那醫學中心追蹤。

寫到這裡，也想起在二〇〇四年應天下文化的邀請，我出版了《病人心、醫師情：我的癲癇病友》一書。當時在這位病人的同意下，我以「走出陰暗的角落」這一章，以假名敘述他的真實故事：雖然醫藥始終無法完全控制他的癲癇發作，但他能以正向的人生態度戰勝了「癲癇」。今天再細讀這書中所敘述的他當年對醫學生所說的話，我仍深受感動，也為他目前的情況而高興。

行醫已經五十幾年，真心感謝這種「難忘的好病人」帶給我的成就感，使我深覺這趟人生實在「不虛此行」。

於二〇二一年十月發表

# 一年一度聖誕賀年的心靈交流

一九八三年老大已經十歲，老二剛過了五歲生日，我們深深覺得親友可能對我們小孩的成長更有興趣，於是我們開始了每年聖誕節不寄卡片，改用「年終報告」的方式，向親朋好友賀節賀年之後，分別報告全家四口一年內的變化，果然反應甚佳，而我們也發現在年末回顧全家人的成長，倍感慶幸感恩。

隨著小孩的年紀成長，老大進了大學開始自己寫他的部分，再由我整合成「全家年報」。

一九九八年我們在老二進入與哥哥同一個大學可以彼此照顧之下，放心回來台灣，之後每年都是一樣的格式，信的開頭是我們全家對收信親友賀年問候，接著報告我們全家的動態，由老大、老二、內人與我依序分別寫出這一年家人的變化與成長，隨著科技的發展，我們也都附上一些照片或卡通，後來兩個小孩相繼成家、也讓我們做了三次「阿公」、「阿嬤」，三代的每年變化也更多彩多姿。

二〇〇一年聖誕節前，我們心血來潮，找出一九八三年以來十八年的紙本「年終報告」，加上漂亮的封面，裝訂成一本「合訂本」給兩個小孩做聖誕節的驚奇禮物。當他們看到這些童年時所說的話與所寫的字，以及我們夫妻倆報導小孩的趣事時，兄弟倆還彼此揶揄調侃，全家笑成一團的歡樂時光，永遠留在我的腦海。尤其是當時他們還「聽話」願意與我們配合時，會在每年的聖誕信的最後打字的英文名字後簽中文名字。記得我都先在紙上寫出他們的中文名字，然後他們就在信上歪歪斜斜地描繪出他們的中文名字，而後來那幾年，老大為他的狗Presto、老二為他的貓Puffball簽名，並畫出他們的模樣，煞是可愛。

老二結婚生子之後，我們發現二媳婦的藝術天才使我們全家向親友的聖誕問候更是圖文並茂。每年接近聖誕節我們都準時交卷給二媳婦，由她彙整大家的文字與相片於她所畫的背景圖案，完成賴家一年一度的聖誕賀年信。然而，今年老大的兩個小孩，十七歲的姊姊與十三歲的弟弟，都已是「有主見」的teenager（小大人），他們向父母表示，阿公阿嬤需要尊重他們的「肖像權」，不能沒有經過他們的同意「擅自」與他們不認識的人分享他們的照片，終於他們「倒閣成功」，只送來他們家的狗Rosco的玉照。還好小兒子的獨生子只有七歲，我們還可以看到他以及他出生以來都一直陪伴他的老狗Boston，以及他們父母的全家福。

想不到我的一位朋友，他是我當年從事台灣醫學教育評鑑工作時結識的美國醫學教育評鑑的大老，居然在回覆我們的聖誕問候裡，特別提到他對畫狗的肖象特別有興趣。

他本身是精神科教授，他說一位他的女病人因為老狗過世而陷入極度的憂鬱，最後他替她畫了她「亡犬」的肖像，帶給這病人莫大的安慰。他要我向兩個小孩說一聲，如果他們願意的話，請他們將我們今年的聖誕賀年信裡的愛犬原照寄給他，他願意為他們畫個大張的肖像，讓他們掛在書房裡。

這位年紀與我相近的好友的幾句話，即時幫我紓解了孫子不再聽話的遺憾，真是個厲害的精神科醫師。

幾年來我們都會在暑假期間，選一個美國或加拿大風景優美的勝地，由阿公阿嬤招待三家團聚一星期，除了暢談別後，更重要的是我們可以照到一張難得的「全家福」，作為當年聖誕賀年信的壓軸。想不到新冠肺炎的霸凌，竟使我們兩年半沒有團聚，而這已經是第二年我們家的聖誕賀年裡少了大團圓的「全家福」。這也讓我們深感世事難料，希望明年我們能有個全家團聚的機會。

在這春節即將來臨時，不覺想到再幾個星期，台灣即將有數萬海外親友回鄉團聚賀新年。身為醫者，不覺擔心這來勢洶洶的變種病毒，在人口短期的大遷徙將會帶來多少災難。但願國人能體會衛福部與各大醫療團隊不眠不休的防疫成果得來不易，好好遵守政府的防疫政策，促成肆虐全球的瘟疫早日絕跡，來年我們才能歡度佳節，四海暢遊。

於二〇二二年二月發表

# 故人夢中來

我是一個幾乎沒有一晚不做夢的人。但除非是醒過來馬上振筆疾書記錄下來，只要幾分鐘過去我就記不得細節。今天夢中竟出現了我離開美國二十四年來從沒有想過的一位同事。

JK是一位傑出的神經病理學教授，他來自匈牙利，學養豐富，熱誠待人，但出現在夢中時，卻是十分粗暴地對我說，「我以後再也不相信你說的話了」。醒來後百思不解，後來一想，這位同事自從我離美返台後都沒有聯絡過，一時好奇就上網請教了谷歌老師（Google），才知道他已於二〇一〇年八十二歲過世，看了一篇美國幾位神經病理學界大師聯手撰寫的紀念文，勾起我對這位同事的諸多回憶。

他是一位天才型的大師，非常有自信，看不起庸俗自大之徒，有正義感，尤其對需要幫忙的弱勢，總是熱心伸出援手，絕不手軟。他博學多聞，除了對他的本行神經病理方面有高深的學問，對古典音樂，特別是歌劇方面，造詣甚深，並且彈得一手好鋼琴。他講話很快，因為他的匈牙利口音，最初我常聽不懂他講的話，但後來我們竟成了忘年之交。

他曾經與我分享他在匈牙利陷入鐵幕前夕，臨時決定攜帶妻女一家三口匆匆投奔自由，當時雖然他已是國際聞名的神經病理教授，但因為歐美制度不同，他先到 Mayo Clinic 從住院醫師做起，而後就到堪薩斯大學醫院服務，一直到他七十歲才退休。

可能是因為深受「人種歧視」之害，他最喜歡說的笑話是「一位黑人在公車上看到一位黑人非常有禮貌地讓座給一位白人老婦，他就當場對一位人種歧視很深的白人同事說，你看到了嗎？想不到同事的回答是，奇怪，這好人怎麼會是黑人呢？」

我記得我在一九九六年到倫敦教授休假進修，回到美國帶回來給他一張

《泰晤士報》的整頁報紙畫了四個人腦的卡通，三個等大的大腦下面分別寫著「非洲人」、「歐洲人」、「亞洲人」，而右下角很小的一個大腦下面寫著「人種歧視者」。他給了我會心的微笑，告訴我他會珍惜它。

他與我認識不久後，曾問我認識不認識一位非常優秀的來自台灣的神經病理學家Sam Chou醫師。我說我沒聽過，他十分失望。後來我在美國神經醫學會年會時，見到一位亞洲人醫師，自我介紹「我是周烒明醫師，我是來自台灣的神經病理學家。」這位大名如雷貫耳的周醫師是早我十二年畢業的大學長，我來美國以後就經常聽到這位傳奇人物。但一看他的名牌，竟然是Sam Chou，而美國人對Chou的發音都近似shoe，使我一時沒想起JK問我的竟是周教授。開會回來後我告訴JK，我見到了Sam Chou，也代他問好。沒想到他還主動告訴我，周教授因為投入台獨運動而受到國民黨政府的迫害，不能回台。

幾年後他告訴我他將到台灣教學半年，希望我能給他一些有關台灣的介紹。由於他對周教授的認識，所以我也與他分享了台灣的政治、歷史，以及蔣政權的暴行包括二二八事件等。

想不到他由台灣回來後，他說這次到台灣的親身體驗才深知台灣幸虧有蔣介石，才沒有被共產黨統治，還率直地說了一句，「我以後再也不相信你說的話了。」不過他也告訴我一個令人深思的對台灣人的觀察：「我在公共汽車上看到人擠人明明沒有座位的情形下，有個人不顧眾人的側目，硬坐下來擠出一個位子。但到了下一站，碰到了他的朋友，卻堅持要讓座。」他接著說，「台灣人好像對自己不認識的人視若無睹，但是對認識的朋友卻特別禮遇，真是奇怪的民族！」JK的敏銳觀察，也正是時下國人「有關係就沒關係，沒關係就有關係」的寫照，但這麼有智慧的他，卻只因蔣介石是反共，而他痛恨共產黨使他不得不離開他深愛的祖國，因此呈現了「只要反共的就是對的」的幼稚反應。

想不到一場夢使我又重溫了老友之間的回憶，也使我更了解高級知識分子並不是樣樣都對，尤其談到政治，他們這種無可理喻的偏頗立場，讓我更了解「君子不以言舉人，不以人廢言」的睿智名言。

於二〇二二年六月發表

# 他與她的共同五十年

五十年前他們選了一月二十三日結婚。親朋好友都笑他們「自由日」放棄自由，是天下最傻的一對。

以下是傻人傻福的故事。

一九七〇年，他服完兵役，因為學生時代一直對精神科有興趣，所以選擇大學醫院神經精神科當住院醫師。她在醫學院七年級到這科實習，當時有三位實習醫師，與多位住院醫師搭配值班，很奇怪地當他倆一起值班時，就忙得通宵達旦，但她與別的住院醫師或他與別的實習醫師值班時，都不曾那麼忙。記得她轉到外科實習後，黃昏時外科值班人馬浩浩蕩蕩經過急診處，她看到他埋頭在看急診照會，幸災樂禍地叫他一聲「勞碌命」，給他留下很深的印象。

一九七〇年，她畢業，因為對神經科有興趣，到神經精神科當住院醫師，才開始「來電」。隔年年初結婚，當時選擇一月二十三日是因為這剛好是星期日，一二三又很好記。

隔年五月，老大在大學醫院誕生，憑著夫妻倆都在醫院服務的特權，得以全程陪伴。當時沒有超音波預知性別的科技，嬰兒出世後，他奔出產房，告訴也是醫生的岳父大人，「是個男孩」，想不到老人家的回應竟是「爸爸一直沒有男孩，你一舉成功，太好了。」

這才使他想到，岳父母只有兩顆明珠，她與妹妹，他一定要讓岳父不會因為沒有男兒而有遺憾，這一點他們做到了。他們感到最幸運的就是，他們彼此都打從心底喜愛對方的父母，讓他們視如己出，毫不見外。

住院醫師訓練過程中，他漸漸轉向神經科，而她選擇兒童精神科，而後雙雙到美國展開婚前沒有計畫的出國深造。在美國一年後，她思念孩子無法專心工作，回台看小孩，電話中哭訴，「一定要有小孩陪伴才返美。」這又是他們婚前沒想到的問題，也影響了她的生涯規畫。有些要好的美國朋友常會消遣他們，「你們兩個醫生那個比較聰明？」他總會搶先說，「當然是我比較聰明，所以我會娶她。」這回答使她哭笑不得，如果她比較聰明，那她怎會嫁了比她不聰明的？

在美國結束三年訓練後，他們希望能有第二個小孩，但幾個月下來毫無成果。他單身回台省親時，母親要他一起去龍山寺參拜註生娘娘，到員林拜訪岳父母時，也順著老人家好意，拜了另一個大廟，想不到回到台北，住在美國的好友來電，「恭喜，前幾天她不舒服看了醫師才發覺她懷孕了。」老人家的建議馬上奏效，真是「天曉得」。始料未及的是老二又是男生，這回反倒是他們羨慕她父母有兩個女兒。後來小孩吵著要養狗、養貓，但全家人口獸口居然清一色男性，她也因「物以稀為貴」，獨享「三千寵愛在一身」。

每當全家度假歸來，車庫自動門緩緩上升時，小孩總會興奮地叫「home, sweet home」，而那一剎那，淡淡的鄉愁總會湧上他的心頭，「我的home是在太平洋的彼岸。」一九九六年他毅然隻身到英國倫敦半年，在Queen Square研究癲癇病人的精神問題，也同時在遠離醫院、病人之下，從長思考回台的計畫。她非常了解他的心情，但她實在離不開兩個孩子，而且她的家人已在美國定居多年。不過她也深知，他的父親已年過九十，母親一九九二年過世以來，父親一直鬱鬱不樂，他十分不捨，而且他一直想回台灣做一些事。這半年是他與她結婚以來最長久的分離，回美後他又經過一次有驚無險的身體狀況，而老二進入與老大同一所大學，他們終於放心回台。

在美國二十三年後，回台定居也已進入第二十四年，在這新冠病毒肆虐全球之際，他們一方面擔心自己與家人，一方面更想念近三年沒見到的兒孫們。

雖說「自由日」結婚引來不少揶揄，但五十年過了，他們依舊「自我感覺」自由。感恩有這麼多的好人（家人、同事、病人、朋友）以及許多的「偶然」，使他們生活充滿喜悅、驚奇、感動。她全程的作伴，與他一起回台

「逐夢」、「築夢」，是他最感恩難忘的。

就這樣，他與她欣然決定續約，攜手走向「明天會更好」的路。

於二〇二二年三月發表

國家圖書館出版品預行編目資料

杏林筆記．3：行醫路上的人生尋思 / 賴其萬著．-- 初版．-- 臺北市：經典雜誌，財團法人慈濟傳播人文志業基金會，2022.12
400 面；15x21 公分
ISBN 978-626-7205-10-5( 平裝 )
1.CST: 醫學倫理 2.CST: 醫病關係
410.1619 111017343

# 杏林筆記3——行醫路上的人生尋思

作　　者／賴其萬
叢書主編／蔡文村
叢書編輯／何祺婷
美術指導／邱宇陞
資深美編／黃昭寧

發 行 人／王端正
合心精進長／姚仁祿
總 編 輯／王志宏
平面總監／王慧萍

出 版 者／經典雜誌
　　　　　財團法人慈濟傳播人文志業基金會
地　　址／台北市北投區立德路二號
電　　話／02-2898-9991
劃撥帳號／19924552
戶　　名／經典雜誌
製版印刷／禹利電子分色有限公司
經 銷 商／聯合發行股份有限公司
地　　址／新北市新店區寶橋路235巷6弄6號2樓
電　　話／02-2917-8022
出版日期／2022年12月初版
定　　價／新台幣380元


ISBN 978-626-7205-10-5(平裝)
Printed in Taiwan